Challenge
the **CBT**

双極性障害のための
認知行動療法
ポケットガイド

ルース・C・ホワイト＋ジョン・D・プレストン 著

佐々木淳 監訳

Ψ金剛出版

双極性障害のための認知行動療法ポケットガイド

ルース・C・ホワイト＋ジョン・D・プレストン ［著］

佐々木淳 ［監訳］

Bipolar 101

A Practical Guide to Identifying Triggers,
Managing Medications,
Coping with Symptoms and More
by
Ruth C. White, Ph.D., MPH, MSW and John D. Preston, Psy.D., ABPP

Bipolar 101 : A Practical Guide to Identifying Triggers, Managing Medications, Coping with Symptoms and More
by
Ruth C. White, Ph.D., MPH, MSW and John D. Preston, Psy.D., ABPP
Copyright © 2008 by Ruth C. White, Ph.D., MPH, MSW and John D. Preston, Psy.D., ABPP
and New Harbinger Publications

Japanese translation rights
arranged with New Harbinger Publications
through Japan UNI Agency (Japan), Inc., Tokyo

Challenge the CBT シリーズの序

総監修
石垣琢麿・丹野義彦

　1980 年代以降，認知行動療法の理論と実践は全世界に広がりました。わが国では，2010 年に認知療法によるうつ病の治療が保険点数化されたことからもわかるように，すぐれた先達のおかげで，この 10 年で急速に普及が進みました。わが国における認知行動療法の臨床研修システムはまだ十分とは言えません。しかし，臨床家・研究者は，これまでも，積極的に海外で学んだり，勉強会・研修会を継続的に開いたりして地道に経験と研鑽を積み重ねてきました。今後ますます増える認知行動療法を学びたいという人々にとって，これら先輩の経験は定番のテキストとともにとても貴重な資料となるでしょう。

　「Challenge the CBT」シリーズの第一の目的は，認知行動療法を実践している臨床家の経験や方法をわかりやすく解説し，身近に指導してくれる人がいないという場合の実践への敷居を低くすることです。シリーズの読者には，対人援助の専門家だけではなく，心の問題で苦しんでいる当事者や，そのご家族と関係者も含まれています。

　本シリーズには，無味乾燥なマニュアルや研究書ではなく，クライエントと治療者の喜びや苦労も含めて「日常臨床の姿」がはっきりと浮かび上がるような著作が集められています。認知行動療法ではさまざまなマニュアルが既に整備されていますが，それに従って実践するだけでは，当然のことながらうまくいきません。クライエントと臨床家とが互いに真剣に向き合うなかで，これまでにどのような工夫がなされてきたのかを知ることは，当事者や認知行動療法の初学者だけでなく，自分の臨床を振り返りさらに深めたいと考える経験豊かな臨床家にも資するところ大だと考えます。このシリーズが多くの方々の役に立つことを願ってやみません。

監訳者まえがき

佐々木淳

この本は，*Bipolar 101* という本の全訳です。この本の著者であるルース・ホワイト（Ruth C. White）は，カリフォルニア大学バークレー校で博士号を取得後，現在，南カリフォルニア大学ソーシャルワーク学部の臨床准教授を務めています。社会学，社会福祉，メンタルヘルスなど，さまざまな専門領域で活躍してきた人であるのと同時に，文化への関心も深いようで，これまで，アメリカ，イギリス，カナダ，ベリーズ，ウガンダなどで過ごした経験もあるようです。大学時代は，さまざまな文化的背景をもった人が住んでいるカナダはモントリオールのマギル大学に在籍していたことからも，彼女の幅広い視野がうかがえます（http://ruthcwhite.com/）。

このような紹介だけですと，本書の魅力はわかりづらいことでしょう。しかし，彼女自身が双極性障害の当事者であり，長年，双極性障害と闘ってきた人だとわかれば，本書の印象も大きく変わってくるかもしれません。たとえば，第6章「たっぷり睡眠をとる」の冒頭を見てみましょう。「2004年2月17日火曜日／あぁ，躁の波がきている。朝3時半，私は部屋を掃除した……とてもイライラする。あくびもでない。掃除をして，洗濯をした。そして今は午前4時半。腕立て伏せと腹筋をしている」。これは彼女自身の日記からの抜粋です。このような長年にわたる毎日の双極性障害との闘いのなかから，この本は生まれました。同じくメンタルヘルスの専門家であるジョン・プレストン（John D. Preston）が共著者として伴走し，世界中の心理学者が知っている権威ある心理学雑誌 *Psychological Bulletin* の編集委員スティーブン・ヒンショー（Stephen

Hinshaw）も「これまで双極性障害について書かれたなかで一番良い入門書である」と，この本に花を添えています。

この本は，全9章からなる，ただしとてもコンパクトな本です。著者は双極性障害の当事者として，双極性障害をもつ人生を生き抜くためのコツやヒントを，その幅広い視野から優しくわかりやすく語りかけてきます。当事者だけでなく，家族やパートナー，友人など，双極性障害の方が身の回りにいる方々にとっても，当事者をよく知り，サポートするためのメッセージとなることでしょう。翻訳は大阪大学のグループで行ない，彼女の優しいまなざしをそのまま読者に伝えることができるように推敲を重ねました。

「はじめに」を読んでくださった後は，とっつきやすいところから読み進んでください。そして，ACTION STEP を使ってみてください。ACTION STEP は，「こんなことを書き出してみましょう」「表にしてみましょう」というホワイトからのメッセージです。表は Excel で作ってもいいですし，かわいいノートを買ってきて手書きで書いてもいいですし，方眼紙を使ってみてもいいですし，表のアプリがあれば使ってみてもいいですし……あなたにとってとっつきやすくて，しっくりいきそうなやり方なら，形にこだわる必要はありません。

次に，監訳者の私からみた本書の見所を書いてみたいと思います。

まず，第1章「双極性障害を理解する」では，その題名の通り，双極性障害とは何かについて，医学的な研究をベースに紹介しています。「はじめに」のところで知識は多いほどよいと言っている反面，ここに書いてあることは非常にコンパクトにまとめられています。当事者として大事な知識が選び抜かれており，この章が本書の背骨となっています。どうしても波に飲まれやすい双極性障害という体験を，少し遠くから眺めてみるのに適していることでしょう。さらに，自分の躁体験，うつ体験を振り返る ACTION STEP が用意されています。症状を追跡するチャートは，これから治療者というパートナーを得ようとしている方はもちろ

ん，すでに診断を受けていて治療を開始されている方にも有益なものです。これから治療者を探す方には，どのような人を選べばよいのかというポイントを教えてくれます。自分を知り，治療者とのつながりを求めるための情報が紹介されている章と言えるでしょう。

第2章「治療を受ける」では，つい不安になりがちな治療法について概略が記してあります。「自分のこととは言っても何を治療者から聞けばいいのかわからない」というのは精神科や心療内科に限ったことではありません。治療者と関わるきっかけになる ACTION STEP が設けてありますので，治療の最初の橋わたしとなってくれるはずです。この本が専門家との関わりを促し，あなたにとって安心できる場所が築かれることを切に望んでいます。

第3章「薬を飲む」では，服薬の大切さだけでなく，それを続けるための細やかな工夫がいろいろ書いてあります。そして，気になる副作用についてもやさしく教えてくれます。参考までに，日本ではまだ未認可の薬剤についても名前を載せていますが，自己判断せず医師から処方された薬を服薬するようにしてください。

第4章「症状の引き金を見つけ気分を追跡する」では，双極性障害のエピソードを引き起こす可能性の高い，いわば「引き金」となる物質，環境，習慣，出来事などについて紹介しています。そして，どのような物事に対してあなたが反応しやすいのかがわかるように，記録を残してパターンを探る方法を教えてくれます。スマホのアプリが日本でも開発されていることからもわかるように，これは双極性障害をもつ方にはとても大事なことです。パターンがわかりづらいときは，記録を治療者に見せつつ相談すれば，治療者だけでなく周りの人もあなたのことを知ることができて助かることでしょう。

第5章「ストレスを最小限に抑える」では，あなたのストレス，そしてあなたにストレスを感じさせている物事に焦点を当て，気分との関係を探る方法を教えてくれます。そしてそれらからできるだけ解放される

ための実にさまざまな工夫が挙げてあります。おそらく，ホワイト自身もさまざまなことを試してみたのでしょう。これまでどのようなことにトライしてきたのか，思いを巡らしたくなる章です。まずはひとつずつじっくり使ってみて，良さそうなものや自分にあったものを見つけるとよいでしょう。たとえば，「〆切のある仕事は，1日に1時間を使うように計画しましょう」など，行なうことが具体的で明確に示されています（監訳者の私の生活も助けられています）。そして，症状を治すという観点だけでなく，双極性障害をもつ方に適した暮らしの工夫をいくつも挙げてあるので，生活がいかに大切かということが伝わってきます。シンプルなアドバイスなので生活に取り入れやすいでしょうし，やってみると想像とは違った利点を発見することもあるでしょう。どちらにしても，ある程度の間試してみることが大切だと思います。

　第6章「たっぷり睡眠をとる」では，良い睡眠習慣をつくるための方法をたくさん挙げています。ここでも睡眠を記録して振り返ることをすすめていますが，アプリなどのツールがいろいろあるようですので，現在，取り入れやすい環境になっていると思います。

　第7章「運動を習慣にする」では，運動と気分との関係，運動について思っていることの自己分析や，活動を増やすための工夫が書いてあります。運動を「貯金」するのも双極性障害の方にとっては大切なことのようです。生活のなかのちょっとしたところで運動の機会を増やせることがわかります。

　第8章「適切な栄養とサプリメント」では，どのような食べ物を意識して摂ったらよいのか，反対にどのようなものはあまり摂らないほうが良いのかについて書いてあります。食習慣は毎日のことで1日の回数も多いうえ，気分に影響するもののようです。丁寧に1日を送るための工夫が本書には随所にあふれていますが，この章もその好例だと思います。

　第9章「サポートシステムを築く」では，あなたが周りの人からどのようなサポートを受けることができそうか，つまり，誰にどのような

ことをお願いできたらもう少し楽に暮らせるのかについて考えてみる章です。インパクトがあるのは，自分の病気のことについてどのように伝え，どのようにお願いをすればよいのかまで懇切丁寧に解説していることです。この本は，自助（セルフヘルプ）のための本なので，あなた自身の助けになることを優先するのがよいと思いますが，伝えることにデメリットが生じないかどうか，タイミングなどを治療者と相談してほしいと思います。

　実は原書には，第10章が存在しています。"Advocate for yourself" という患者の権利についてまとめた章でしたが，アメリカの事情が書いてあるので，訳書からは割愛しました。興味のある方は原書のペーパーバック版がお手頃ですので，手に取っていただけたらと思います。

＊

　翻訳にあたって，原書を何度も読みかえしてみましたが，自然と自分の生活を振り返っていることに気づく瞬間を幾度となく体験しました。これはもともと双極性障害をもつ方への本として読んでいたところに，一般（と私が思い込んでいるだけかもしれませんが）の読者に対しても当てはまるような点がいろいろあったからです。気持ちや気分，意欲が揺らがない人はいません。本書は，双極性障害をもつ方だけでなく，必ずしも双極性障害をもっていない，しかし気分の浮き沈みがあると日頃から感じている人にも，ヒントを提供してくれることでしょう。生活のリズムをつくったり，気分に左右されない生活を目指したり，気分に対してしなやかに対処してゆくのは，双極性障害をもっていない方々にとっても，時に課題となります。

　近年は，精神疾患をもつ方をどのように治療するかという側面ばかりでなく，精神疾患をもつ方々に備わっている力を評価しようとする研究が目立ちはじめたように感じています。双極性障害をもつ方々の場合は

どうでしょうか。人によって違いはあるかもしれませんが，直観に優れていたり，独創的なアイディアが湧いてきたり，生産的だったり，感情移入がスムーズだったり，親切だったり……などの力があてはまるでしょうか。有名な作家や芸術家などが双極性障害の当事者だったりすることも，まれなことではないようです。この本が，少しでも多くの方にとって治療者たちとの間に安心できる場所を作る助けとなり，気分の波の向こう側にある力を発見したり，そんな力をより強く実感してもらえるきっかけになればと願っています。

　最後に，この本の翻訳の機会を与えてくださった金剛出版の藤井裕二様，翻訳について的確かつ優しい援助を下さった東京大学の石垣琢麿先生に心から御礼申し上げます。

はじめに

　双極性障害の治療は簡単ではありませんが，症状をやわらげ，うまく扱うためのステップバイステップの方法はあります。気持ちを楽にするために，この本に書いてある9つのステップすべてに取り組む必要はありません。しかし，たくさんのステップに取り組むほど，気持ちが楽になり，健康を取り戻すチャンスが増えます。どのステップにも，あなたの生活をより良くする可能性が秘められています。

　「私は，治療が難しい慢性的な心理的問題を抱えている」と認めるのはとても難しいことです。自らが双極性障害であるホワイト博士も，それを受け入れるのに何年もかかったと言っています。精神障害に関する偏見や思い込みのために，当初はひどい恥ずかしさを感じたのです。障害は一生ものだと言われたり，自分ではコントロールできない出来事がたくさん起こったりすると，当然怒りがわいてきます。ホワイト博士の場合，双極性障害は恥ずかしいものでもなんでもないことを，まず学ばなければなりませんでした。また，怒りをやり過ごすことも学ばなければなりませんでした。なぜなら，怒っても自分のエネルギーを浪費するだけですし，こうした怒りは治療の過程でよく起こることだからです。ホワイト博士は，今でもまだ時々は腹を立て，絶望し，不満がたまり，混乱し，自分で自分をコントロールできなくなることがあります。しかし同時に，希望を抱き，エネルギッシュで，幸福感に満ち，バランス感覚をもって生活しています。

　あなたは，人間関係が壊れたり，職を失ったり，学校の成績が悪くなったり，違法な薬物を使ったり，というネガティブな経験をしているかもしれません。あるいは，長い間症状に苦しめられた末に，「自分は精神

障害なのでは？」と疑いはじめたところでしょうか。

双極性障害とはうまくつきあうことができる

　双極性障害は世界で最悪のことではないということを，この本を読んでわかってほしいと心から願っています。双極性障害は治療可能であり，豊かな生活を送ることはもちろん可能です。あなたと同じ診断を下された才能ある人はたくさんいます。双極性障害ゆえに有名になった人もいます。また，障害があろうとなかろうと才気にあふれた人もいます。自分を傷つけたり，入院が必要になったりする人たちばかりではありません。精神医学的治療と，症状とうまくつきあうこと（マネジメント）によって，落ち着いていく人がたくさんいます。入院が必要になった人もいますが，適切な治療を受けることによって，豊かな生活を取り戻すことができています。残念なことに，自殺を試みる人もいます。しかし，すべての人がそうなるわけではありません。症状をマネジメントし，良い治療法を見つけることは大変重要なのです。

生活をコントロールする

　症状のない生活を何年も続けることも可能です。双極性障害とは「一生ずっとジェットコースターに乗っているようなものだ」と考えるのは誤解です。残念ながら，障害に打ち負かされたり，効果的な治療が見つからなかったり，症状のマネジメントがつらいと感じる人もいます。しかし，苦労はしても症状をなくしたいと強く思い，自分に合った治療法を一所懸命見つけようとする人もいます。新しい治療法に挑戦する人もいますし，一番難しい症状をマネジメントするために，友人や家族にサポートをお願いする人もいます。

　あなたには，健康な時期にも具合の悪い時期にも，できることがたくさんあります。あなたが障害をもつ人の家族や友人であれば，あなたの

愛する人が健康になり，それを維持するためにできることはたくさんあります。ジョンズ・ホプキンス大学医学部のジェイミソンは，双極性障害の少なくとも 25 〜 50% の人が，少なくとも 1 回は自殺を試みると言います（Jamison, 2000）。双極性障害を含む「気分障害」は自殺と強く関連するからです。健康を取り戻すためには，練習する努力も時間も必要です。しかし，健康という報酬は，それだけの価値があるものです〔訳注：「気分障害」という呼称は，正式な精神医学の診断名ではなくなったが，うつ病と双極性障害など，気分に特徴をもつ状態の総称として用いられている〕。

｜この本はどのようなお手伝いができるか？

ホワイト博士は双極性障害を抱えていますが，ソーシャルワークを専門とする教授であり，精神障害をもつ人たちの問題に長年取り組んできました。しかし，双極性障害という複雑で慢性的な精神障害をうまく扱えるようになるまでには長い時間がかかりました。彼女はこの障害を自分の経験としても，学問的対象としてもよく知っているので，双極性障害をもつ人とその関係者のために，率直で包括的な，しかし簡単に読める本を書くことにしました。

この本には，彼女が初めて双極性障害の診断を受けたときに，彼女自身が知りたかった内容が書かれています。さらに，診断を受けてから 4 年後であっても役に立つような内容が含まれています。「当事者向けの簡単な読みもの」の分野にはこれまでなかった本です。私たちは，この本をつくることで，彼女自身が欲しかった情報を皆さんにもお分けしたいと考えました。この本は，双極性障害についてよく知っている人が書いた，率直な語り口の読みやすい本で，しかも科学に裏づけされた頼れるガイドブックになっています。

あなたは，はっきりとした診断名を告げられるまで長い道のりをたどってきたかもしれません。自分に起こっていることを理解して，すで

に心が落ち着いているかもしれません。強く否認しているかもしれません。次にどうなるか不安に思っているかもしれません。世の中や自分に対して腹を立てているかもしれません。どのように生活スタイルを変えたらよいのか心配しているかもしれません。あるいは，愛する人にこのことを伝えられるのか，伝えなければならないのか，どのように伝えればよいのかを心配しているかもしれません。

　それらはみな，難しい状況に直面したときの健康的な反応です。つまり，誰にでも起こることなのです。服薬，血液検査，サポートグループとの面接，診察などのめまぐるしさに翻弄されて落ち込まないようにしましょう。この本は感情そのものについて書かれた本ではありませんが，感情をうまく扱う助けになるでしょう。この本はアクションブックです。あなたの健康を取り戻すために，あなた自身のペースで取り組むことのできるステップを教えます。なるべくゆっくり，しかし確実に1つずつステップを踏み，必要とされる課題や意思決定を実行すれば，この本に書かれたプログラムが多くの場面であなたの役に立つでしょう。あなたのゴールは，安定した状態をできるだけ長い間保つこと，そして，症状が現われたら素早く上手にアクションを起こせるようにすることです。

この本に期待できること

　この本には難しい医学用語やきっちりとしたプログラムは載っていません。双極性障害を理解し，対処法の学びを助ける簡単なホームワークがいくつか載っているだけです。しかし，このステップ・ガイドは，双極性障害をもちつつ充実した生活を送れるようなアドバイスをたくさん提供していきます。それぞれのステップは最新の医学や心理学に基づいていますが，わかりやすい言葉で書かれています。

　それぞれのステップで，あなたに心の安らぎをもたらすためには定期的な記録が必要だということを伝えていきます。もちろん，9つのステッ

プを一度に行なうことはできません。それに，もし，あなたがうつ状態にあったら，たとえこの ACTION STEP が気持ちを楽にしてくれることがわかっていても，実際にやってみようという気分にはならないかもしれません。しかし，ただ読むだけでも必要な情報を受け取ることができます。

どのステップから始めてもかまいませんし，好きなステップを加えてもかまいません。1つのステップで成功すれば，他のステップもやってみようという気持ちになるかもしれません。どのステップから始めても遅すぎるということはありませんし，もし中断しても，いつでも再開できます。ステップのなかには，役に立つものも，そうでないものもあるかもしれません。しかし，あなたの症状がどのようなものであっても，ステップのどれかが症状と生活を改善させてくれるはずです。

この本の使い方

この本は双極性障害の説明から始まります。なぜなら，あなたが生活をマネジメントできるようになるためには，双極性障害についてできるかぎり多くのことを学んだほうがよいからです。「よく知る」ことが「よくなる」ことの最初のステップです。さらに深く知りたい場合は，巻末に挙げた参考文献を読んでください。

記録を続けること

この本に書かれたエクササイズや情報を活用するために，質問に答えたり，症状の経過を追ったり，気持ちを書いたり，計画を立てたりできるように，メモとペンを用意しましょう。この記録は，あなたの状況を確認したり，ステップの使い方を調節したりするのに役立ちます。あなたの気分，症状の引き金，食事，運動習慣などを記録するために，バインダーとルーズリーフも用意してください。バインダーは3つのセク

ションに分けてください。それは，「気分と引き金」「食事」「運動」の
3つです。

目標の設定

　目標の設定は健康に向けての大切な一歩になります。この本は，あな
たが目標を設定し，それを達成するための作戦を立てるお手伝いができ
ます。もちろん，最終的な目標は健康になってそれを維持することです。
書き出すことによって目標が具体的になり，あなたのゴールや希望を思
い出させてくれます。

ACTION STEP あなた自身と契約を結ぼう

　あなたの心理的健康に役立つことのひとつとして，あなた自身との契
約書を作成してみましょう。もっと健康になるために努力する，という
あなたの意志を明らかにするためです。健康維持に必要なことを忘れ
ないために，この契約書を洗面所の鏡に貼りつけたり，財布に入れたり，
ベッドサイドに置いたりしてください。そして，あなたの記録用紙の最
初のページにこの契約書を貼りつけてください。なぜこの記録を付けつ
づけなければいけないのかを忘れないためです。

自分自身との契約書

　私＿＿＿＿＿＿（あなたの名前）は，この本を読み，双極性障害が
私や身近な人に，どのような影響を与えているのかを学びます。私はこ
の本で紹介されているステップを少なくとも1つは学び，生活に取り入
れます。もし症状が出はじめたら，医療スタッフにそのことを話し，必
要なサポートを探します。もし自分自身や他の人を傷つける危険を感じ
たら，適切なサポートセンターに電話することを約束します。

日時：_____

場所：_____

署名：_____

友人や家族の契約書

　私_____(あなたの名前)は，_____(大切な人の名前)を，治療法を探したり治療計画に従うよう促したりしてサポートします。私は，症状とその引き金を明らかにする方法を学び，_____(大切な人の名前）に対して現実的な期待をもち，サポートグループなどを通じて私自身のソーシャルサポートを探します。私は，大切な人が症状をマネジメントする方法を見つけ出し，それを維持するお手伝いをします。

日時：_____

場所：_____

署名：_____

双極性障害のための認知行動療法ポケットガイド

【目次】

- ⊙ Challenge the CBT シリーズの序——石垣琢麿・丹野義彦／003
- ⊙ 監訳者まえがき——佐々木淳／005
- ⊙ はじめに／011

第1章 双極性障害を理解する ——————————027

双極性障害とは何だろう？／027
双極性障害の原因／027
トラウマと双極性障害／028
あなたの双極性障害を理解する／029
さまざまなタイプの双極性障害／034
双極性障害の診断／036
治療者を見つけるリソース／039
誰が双極性障害なのか？／042
どうしたら双極性障害だとわかるのか？／043
双極性障害の引き金／044
治療しない場合のリスク／044
自殺と双極性障害／046
性別と双極性障害／048
合併する可能性のある精神障害／048

⊙ ACTION STEP

1.1：過去のトラウマ体験をアセスメントしよう／028
1.2：これまでの躁体験をアセスメントしよう／031
1.3：これまでのうつ体験をアセスメントしよう／032
1.4：これまでの混合性エピソードをアセスメントしよう／034
1.5：症状追跡チャート（うつ，躁，混合性症状）／036
1.6：治療者を探そう／041
1.7：あなたの家族歴を調べよう／043
1.8：自殺のリスクをアセスメントしよう／047
1.9：他の精神障害をアセスメントしよう／049

第2章 治療を受ける ——————————051

「十分な説明を受けた消費者」になる／051
治療を受けることの大切さ／052
治療者との話し合い／054
治療の選択肢／056

⦿ ACTION STEP

2.1：治療法について説明を受ける／055
2.2：双極性障害についてさらに知りたいことは何ですか？／060

⦿ [コラム1] 双極性障害に対する心理療法／064

第3章 薬を飲む _____ 068

薬を飲みつづける／068
薬を飲む／069
サプリメントと補助療法／070
薬の副作用／074
薬を飲むタイミング／077
服薬プランの調整／078
薬をよく知ること／078
生活スタイルと行動の変化／081

⦿ ACTION STEP

3.1：薬についての記録／070
3.2：自分の薬を知ろう／079
3.3：薬のQ&A／081

⦿ [コラム2] アドヒアランス──薬物療法と心理・社会的アプローチのクロスロード／083

第4章 症状の引き金を見つけ気分を追跡する ____ 087

なぜ引き金を見つけなければいけないのか？／087
エピソードを引き起こす可能性のあるもの／088
遺伝と双極性障害／090
引き金を理解できるようになる／090
引き金をマネジメントする／098

⦿ ACTION STEP

4.1：自分の引き金に名前をつけよう／091
4.2：自分のモニタリングチャートをつくろう／093

第5章 ストレスを最小限に抑える _____ 102

ストレスはどこからやってくるのか？／102
ストレスと双極性障害／102
ストレスへの反応／104

ストレス減少計画を実行する／110
ストレスをやわらげるその他の方法／112
心理療法／121

⊙ **ACTION STEP**

5.1：ストレスを減らす活動に名前をつけよう／104
5.2：ストレッサーに名前をつけよう／105
5.3：双極性障害へのストレスの影響を検討しよう／106
5.4：生活のなかのストレスを減らそう／107
5.5：生活のなかの穏やかな時間を増やそう／110

第 6 章 たっぷり睡眠をとる ──────────── 123

不眠症／124
睡眠習慣／125
不眠症の治療／130
良い睡眠習慣／130
就寝前にリラックスする／133
睡眠薬／134

⊙ **ACTION STEP**

6.1：睡眠時間を記録しよう／126
6.2：好ましくない睡眠習慣をやめよう／128
6.3：健康的な睡眠習慣を身につけよう／132

第 7 章 運動を習慣にする ──────────── 136

運動と双極性障害／136
運動とうつ／137
運動と躁／138
運動についてどう感じているか？／138
充分な運動とはどのくらいのこと？／142
あなたの運動プログラムをデザインする／145
活動レベルを増やす／148
プログラムを始める／151

⊙ **ACTION STEP**

7.1：運動の長所と短所／139
7.2：活動レベルを追跡しよう／142
7.3：少しずつ進めよう／144
7.4：運動プログラムをつくろう／146

7.5：あなたの生活に運動をフィットさせよう／147
7.6：活動計画を立てよう／151
7.7：体を動かしはじめよう／153

第8章 適切な栄養とサプリメント　156

双極性障害と体重／156
水分をとることの大切さ／157
気分に影響する食べ物／157
健康的な食生活／158
脂肪と健康／158
カフェインとアルコール／163
健康的に食べるコツ・健康的に飲むコツ／167

⦿ ACTION STEP
8.1：毎日の食べ物を記録しよう／159
8.2：何を食べているか？ なぜ食べるのか？／161
8.3：食事計画を立てよう／162
8.4：アルコールの摂取量を計算しよう／165
8.5：カフェインの摂取量を計算しよう／165

第9章 サポートシステムを築く　170

サポートの種類／170
サポートネットワークを築く／172
双極性障害を伝えることへの不安／179
サポートネットワークにおける治療者の役割／180
サポートネットワークに加わってもらう人／181
危機のサポート／185

⦿ ACTION STEP
9.1：誰に伝えたいですか？／180
9.2：誰にサポートを依頼するのか？／186

⦿［コラム3］日本における双極性障害の当事者へのソーシャルサポート／188

⦿参考文献／193
⦿索引／197

双極性障害のための認知行動療法ポケットガイド

Bipolar 101

A Practical Guide to Identifying Triggers,
Managing Medications,
Coping with Symptoms and More

| 第1章
双極性障害を理解する

この章では，医学的な研究に裏づけされた信頼できる情報をもとに，最先端の知識に触れながら，双極性障害の症状，経過，診断，治療法，取り扱い方を解説します。

┃ 双極性障害とは何だろう?

憂うつな感じ，幸福な感じ，うつ病などと双極性障害との違いはどこにあるのでしょう?　どのような人でも気分の変化（怒り，悲しみ，幸福感など）を経験しますが，双極性障害（躁うつ病とも言います）では独特で強烈な気分，エネルギー，思考，行動，能力などの変化を経験します。これは，通常では考えられないほど大きなものです。極端にハイな気分やイライラ感，悲しみや絶望感まで，気分は揺れ動きます。このような気分の変化は，**エピソード**と呼ばれています。エピソードは何回も生じ，時に激しい場合もあります。

┃ 双極性障害の原因

MRI，PET，fMRIなど，脳科学の新しい技術によって，双極性障害の脳内プロセスの手がかりが少しずつわかってきました。

医学的な研究によると，双極性障害では神経の興奮が伝わるときの不安定さがあると言われています。これは脳内の生化学的物質と関係しています。気分の不安定さは遺伝的に受け継がれると考えられており，そ

れに関連する生化学的物質をもつ人は感情的・身体的なストレスに弱いのです。ストレスがあると治療にも影響します。また，ストレスは症状の引き金にもなります（Kleindienst, Engel and Greil, 2005）。

双極性障害の原因はまだ特定されていませんが，エピソードの引き金となるものは，治療にとっても予防にとっても重要です。主な引き金は，睡眠不足と強いストレスですが，トラウマも引き金となることが明らかになっています。

トラウマと双極性障害

子どもの頃のトラウマがあるからといって，必ず双極性障害を発症したり症状が重くなったりするわけではありません。しかし，トラウマは発症や重症化を加速します。たとえば，虐待された経験があると，青年期あるいはそれ以前に双極性障害を発症しやすいことがわかっています（Leverich and Post, 2006 ; Garno et al., 2005）。

ACTION STEP | **1.1** | 過去のトラウマ体験をアセスメントしよう

子どもの頃のトラウマ体験を書き出してみましょう。しかし，もしトラウマが今のあなたの生活に影響を与えているのなら，まず治療者に相談してください。すぐに気持ちの整理をつけることは難しいからです。トラウマ体験を書き出す心の準備ができているなら，いつごろ，どこであったか，相手は誰だったのかなど，できるだけ詳しく書き出してください。トラウマを扱うことが治療に役立つことも多いですし，他の症状や合併している問題の理解を助けてくれることもあります。また，治療者との面接や自助グループで話題にできるかもしれません。

あなたの双極性障害を理解する

　この本で知識を増やし，一連のエクササイズを行なうと，双極性障害が生活にどのような影響を与えているのかよく理解できるようになります。エクササイズを通じて有益な情報を治療者と共有できますし，症状の引き金になるものを避けて，生活をコントロールすることにも役立ちます。双極性障害とは，ネガティブ感情とポジティブ感情の激しい揺れ動きのことですから，手始めにあなたの感情の動きを把握しましょう。感情の動きを追跡するとパターンが見えてくるので，生活を変えるにしても，いつどのようにすればよいかを決めるのに役立ちます。

正常な気分の変化なのか？　それとも双極性障害のせいなのか？

　双極性障害のなかで最も際立った症状は，ハイな気分やイライラ感（躁）から，ひどい悲しさや絶望感（うつ）への**明らかな**変化です。

　エピソードが続く期間はいろいろです（数年間，数週間，数日，数時間など，人によって違います）。エピソードの症状の程度（軽症，中等症，重症）もさまざまです。双極性障害では躁とうつの両極端を体験します。

● 躁の症状

　アメリカ精神医学会が作成している DSM-IV という診断マニュアルによると，ほぼ１日，ほぼ毎日，１週間以上の間，次のリストの３つ以上の症状をともなう高揚した気分が存在すると，躁病エピソードと診断されます。もし，その気分がイライラなら，４つの補足的な症状が診断には必要になります（APA, 2000）〔訳注：2013 年に発刊された DSM-5 が最新の診断マニュアルですが，DSM-IVと大きく違う点がないので原書の記載に準じています〕。

　軽症・中等症の躁状態は，**軽躁（ヒポマニア）**と呼ばれます。この状態

では，気分が良く，ふだんより生産的でうまくいっていると感じられるので，周囲の人からそれが症状だと指摘されても，「そうじゃない」と考えがちです。軽躁エピソードは2，3日しか続かないことが多いのですが，それより長く続くこともあります。しかし，治療せずに放置しておくと，重症の躁状態になったり，うつ状態に転じたりする可能性があります。また気分が良いので，服薬をやめてしまうかもしれません。

躁の兆候と症状は下記の通りです（Frances, Docherty and Kahn, 1996 ; NIMH, 2001）。

- エネルギーの高まり，活動量の増加，落ち着きのなさの高まりを体験する。
- 極端にハイな気分，過度に良い気分，多幸的な気分を体験する。
- 極端なイライラ感を体験する。
- 他人がついていけないほどの速さで考えが浮かぶ。話題がころころと変わって早口になる。
- 気が散る。集中できない。ほんの2，3分で話題がころころ変わる。
- 眠たくならず，エネルギッシュである。
- 力がみなぎる。誇大的になる。自分が重要な人物であるという感覚をもつ。非現実的なほどに高い能力があるという感覚をもつ。
- 判断力が低下する。
- 派手にお金を使いまくる。
- 普通の人ならしないことを長い間続ける。
- 性的欲動が高まったり，危険な性行動が増える。
- コカインなどの薬物，アルコール，睡眠薬を乱用する。
- 挑発的になる。煩わしい行動や攻撃的な行動を取る。
- 困っているということを否認する。

第 1 章　双極性障害を理解する　│　031

ACTION STEP 　1.2　 これまでの躁体験をアセスメントしよう

現在までのあなたの生活について，次の質問に答えてください。

1. これまでに，どのような躁症状を経験しましたか？　それはいつ起こりましたか？（経験した年月を書いてください。おおよそでかまいません）
2. どのくらいの間，症状が続きましたか？（数日，数週間，数カ月）
3. それぞれの症状は，どの程度の強さでしたか？（0（経験なし）から 10（最も重い）で答えてください）
4. 生活のどのような場面に症状が現われましたか？（たとえば，仕事，買い物，複数の人との危険な性的関係，不眠など）
5. 4 の結果，どのようなことが起こりましたか？（対人関係のトラブル，スピード違反や無謀運転など）

これらの情報を知っておくと，今後の躁体験をアセスメントするのに役立ちますし，治療者があなたの双極性障害を理解するのにも役立ちます。また，パターンが見えてくると，行動を変化させたり，症状を減らしたりすることに大いに役立ちます。

● うつの症状

1 日のほとんど，ほぼ毎日，2 週間以上の間，下記のリストの 5 つ以上の症状があると，うつ病エピソードと診断されます（NIMH, 2001）。

- 悲しい，不安，空虚な気分が続く。
- 絶望感を抱いたり悲観的になったりする。
- 罪悪感，無気力感，無力感を体験する。
- 以前楽しかったことに興味がもてなくなったり，楽しくなくなった

りする。

● エネルギーの減少や疲労感，自分がのろまになったような感じがする。

● 集中，思い出すこと，決断が難しくなる。

● 落ち着きのなさやイライラ感を体験する。

● 過眠や不眠を体験する。

● 食べものの好みが変化したり，意図しない体重の減少・増加が生じたりする。

● 身体疾患やけがによるものではない，慢性的な痛みやその他の持続的な身体症状を体験する。

● 希死念慮や自殺企図がある。

　人はたまには落ち込むものです。しかし，慢性的なうつは治療が必要です。重症の場合だけでなく，中等症，軽症の場合もあります。重症の場合は，自殺を考えることが多くなります。日常生活が難しくなり治療を求めるのは，躁よりもうつのときです。慢性的な軽症のうつは，**気分変調症**と呼ばれます（躁も自殺につながる危険がありますが，治療の必要性を本人が認めません）。

　ある双極性障害の当事者は，うつ病エピソードを次のように語りました。「自分の考えに拷問されています。死ぬことにとらわれています。死にたい……ただ圧倒的に悲しくて，ずっと泣きつづけています」。

ACTION STEP 1.3 これまでのうつ体験をアセスメントしよう

　これまでのあなたの生活について，下記の質問に答えてください。

1. これまでに，どのようなうつ症状を経験しましたか？　それはいつ起こりましたか？（経験した年月を書いてください。おおよそ

でかまいません）

2. どのくらいの間，症状が続きましたか？（数日，数週間，数カ月）

3. それぞれの症状は，どの程度の強さでしたか？（0（経験なし）から 10（最も重症）で答えてください）

4. 生活のどのような場面に症状が現われましたか？（仕事，睡眠，食事，自殺を考えたことなど）

5. 4 の結果，どのようなことが起こりましたか？（対人関係のトラブル，仕事のミス，家事ができなくなることなど）

　これらの情報を知っておくと，うつが生活に与える影響を理解でき，症状をおさえるためには行動をどのように変えたらよいのか検討することができます。治療者が診断と治療方針を決定するのにも役立つでしょう。

● 混合性の症状
　双極性障害には混合性エピソードという状態もあります。これは，躁とうつの症状が同時に生じる状態で，悲しさと絶望感がエネルギーの高まりと同時に生じることもあります。興奮，不眠，食欲の変化，自殺を考えること，幻覚・妄想などは混合性エピソードの症状の可能性があります。興奮を伴ううつ病エピソードはその一例です。この状態は気持ちを言葉で説明しづらく，当事者は症状をコントロールすることができないように感じるので，強い欲求不満が生じます。
　ある当事者は，混合性エピソードを次のように表現しています。「あの時期は，いろいろなことを不安に思っていました。脳が早送りになっているようでした。集中することも眠ることもできず，気持ちをコントロールできないように感じました」。

ACTION STEP　1.4　これまでの混合性エピソードをアセスメントしよう

現在までのあなたの生活について，下記の質問に答えてください。

1. どのような躁とうつの症状を同時に経験しましたか？　そしてそれはいつ起こりましたか？（経験した年月を書いてください。おおよそでかまいません）
2. どのくらいの間，症状が続きましたか？（数日，数週間，数カ月）
3. それぞれの症状は，どの程度の強さでしたか？（0（経験なし）から 10（最も重症）で答えてください）
4. 生活のどのような場面に症状が現われましたか？（興奮，不安，自傷行為を企てることなど）
5. 4の結果，どのようなことが起こりましたか？（対人関係のトラブル，実際の自傷行為，仕事のミスなど）

さまざまなタイプの双極性障害

双極性障害にはいくつかのタイプがあります。双極 I 型は躁とうつのエピソードが繰り返し生じて，時に混合性エピソードを伴います（Frances, Docherty and Kahn, 1996）。双極 II 型は軽躁エピソードと大うつ病エピソードが交互に生じ，完全な躁エピソードには至りません（NIMH, 2001）。ラピッドサイクラー・タイプ（急速交代型）は，12 カ月で 4 回以上のうつ・躁エピソードを経験する場合です。

ラピッドサイクラー・タイプ（急速交代型）

1 週間あるいは 1 日の間に複数のエピソードをもつ場合は，**ウルトラ・ラピッドサイクラー**と診断されます。ラピッドサイクラーは，双極性障害を長く患っている女性に多いのですが，男性の場合は発症したばかりの

時期にも現われます。双極性障害の 10% から 24% がこのタイプであることが最近わかってきました（Reilly-Harrington et al., 2007）。ラピッドサイクラーは，物質依存（Strakowski et al., 2007 ; Frye and Salloum, 2006），不適切な抗うつ薬の服用（Schneck, 2006），甲状腺疾患（Gyulai et al., 2003）などが双極性障害と合併して生じることも多いと言われています。

重症または混合性エピソード

　統合失調症のような症状を伴う躁病・うつ病エピソードもあります。両者に共通する症状は，妄想（強い感情を伴う非現実的な信念で，理論的な推論やその人の属する文化では説明されないもの）と幻覚（目の前に存在しないものを見たり聞いたり感じたりすること）です。これらの症状によって統合失調症と誤診される場合もありますが，統合失調症は双極性障害とは異なる精神障害です。

　また，みなぎるエネルギー，うつ，自殺念慮が同時に生じることも時々あります。

　双極性障害とすでに診断されていても，まだ診断されていなくても，少なくとも 2 週間（できれば 30 日間），気分を追跡してみてください。特に，気分とその変化が生じる時間・環境に注意してください。

　この情報は，症状をマネジメントし，生活を変えるために役立ちます。そして，何が気分の変化の引き金になっているのかを治療者が理解するのにも役立ちます。たとえば，毎日の通勤時間で気分が変化していることがわかれば，「仕事に行くことが自分にとってストレスなのか？」とか「圧倒されているように感じているのかな？」といった具合に，気分の変化の理由を考えることができます。

　気分の変化の原因がわかれば，次にそれを予防する段階に進むことができます。この本を使うと，要領よく記録できるようになり，うまく気分を観察できるようになります。定期的に記録を付けると，気持ちが楽になるだけでなく，数字を記録したりチェックリストを付けたりするだ

けよりも詳しい情報が得られます。

まだ診断されていなくて，適切な治療者を探している段階でも，あなたの記録は大きな助けになります。記録された情報によって，あなたの日々の気分を理解することができますし，嫌な気分を少なくするための作戦にも役立ちます。また，ある感情がどのくらい強く，どのくらい続いているのかを治療者が理解するのにも役立ちます。

ACTION STEP **1.5** 症状追跡チャート（うつ，躁，混合性症状）

1つのチャートに2つの欄をつくって，症状を毎日追跡してみてください。最初の欄は，うつ，その次は躁，混合性の症状です。2つ目の欄には，その日の症状の強さを0（当てはまらない）から10（最も強い）の数字で記入します。これに2週間取り組んでみましょう。

次のページをコピーしてもいいですし，あなたの好きなように作り変えてもかまいません。2週間取り組む価値は絶対あります。

双極性障害の診断

双極性障害を診断できるのは精神科医です。これまでの記録があれば，診断の大きな助けとなります。診断は難しく，熟練した専門家の知識と経験が必要です。双極性障害のような症状があるからといって，双極性障害の診断が下されるとは限りません。何かの薬物を使って自己治療しようとするのはよくありません。

この本では症状を改善させるための9つのステップを紹介していますが，これは診断がついていなくても使えます。ストレスを減らしたり，適切な運動をしたり健康的な食事をしたりすることは，すべての人に役立ちます。ただし，これらを試して症状が消えたとしても，医師の診察は要らないとは考えないでください。よりよいメンタルヘルスへの第一

第 1 章　双極性障害を理解する　｜　037

チャート 1.5　症状追跡チャート

うつの症状	強さ
悲しい，不安，空虚な気分が続く。	
絶望感を抱いたり悲観的になったりする。	
罪悪感，無気力感，無力感を体験する。	
以前楽しかったことに興味がもてなくなったり，楽しくなくなったりする。	
エネルギーの減少や疲労感，のろまになったような感じがする。	
集中，思い出すこと，決断が難しくなる。	
落ち着きのなさやイライラ感を体験する。	
過眠や不眠を体験する。	
食べものの好みが変化したり，意図しない体重の減少・増加が生じたりする。	
身体的疾患やけがによるものではない，慢性的な痛みやその他の持続的な身体症状を体験する。	
希死念慮や自殺企図がある。	
躁の症状	**強さ**
エネルギーの高まり，活動量の増加，落ち着きのなさの高まりを体験する。	
極端なハイな気分，過度に良い気分，多幸的な気分を体験する。	
極端なイライラ感を体験する。	
他人がついていけないほどの速さで考えが浮かぶ。話題がころころと変わって早口になる。	
気が散る。集中できない。ほんの 2, 3 分で話題がころころ変わる。	
眠たくならず，エネルギッシュである。	
力がみなぎる。誇大的になる。自分が重要な人物であるという感覚をもつ。非現実的なほどに高い能力があるという感覚をもつ。	
判断力が低下する。	
派手にお金を使いまくる。	
普通の人ならしないことを長い間続ける。	
性的欲動の高まり。危険な性行動が増える。	
コカインなどの薬物，アルコール，睡眠薬を乱用する。	
挑発的になる。煩わしい行動や攻撃的な行動をする。	
困っているということを否認する。	

チャート 1.5　症状追跡チャート（続き）

混合性の症状	強さ
興奮。	
不眠。	
自殺念慮。	
理由もなく涙が出る。	
気分は良いのに悲しく感じる。	
幻覚や妄想。	

歩は，正確な診断から始まるのですから。

　症状はさまざまに変化しますし，確実に診断できる検査法がない現状では，専門家でも双極性障害とはわからない場合があります。また，何の前触れもなく気分が変化したように見えても，実際には気づかないほど少しずつ変化している場合もあります。あなたや周りの人が微妙な変化に目を配っていたり，変化の引き金を注意深く観察したりしていなければ，ほとんど気づきません。変化が微妙な場合は正確に診断されないまま放置されることもあります。薬物依存や他の精神障害を合併する場合は特にそうです。

　うつ病だと誤診される場合もあります。うつのときに受診すると，治療者から躁症状について質問されなければ，躁のほうは治療されないままになってしまいます。また，躁のときに受診すると注意欠陥・多動性障害（ADHD）だと誤診される場合があります。お酒や何らかの薬によって自己治療しようとすると，薬物依存だと誤診されかねません。一方，仕事や学校での成績が悪くなったら，それは気分障害によるものかもしれませんので注意してください。

　前にも触れたように，診断のための決定的な検査法はまだありません。そのため，診断には現病歴や家族歴の情報が重要です。双極性障害の専門家は，さまざまなウェブサイトから見つけることができます。アメリ

第1章　双極性障害を理解する　|　039

カでは，アメリカ心理学会，全米ソーシャルワーカー協会，アメリカ精
神医学会などの専門家集団があります（次のセクション「治療者を見つ
けるためのリソース」を参照してください）。また，かかりつけ医，健
康維持・推進団体から紹介を受けることもできます。予約の時間に記録
を持って行くのを忘れないでください。治療者が正しく診断するために
必ず役に立ちます。

治療者を見つけるリソース

　インターネットの情報は治療者を見つけるのに有益です〔訳注：以下
はアメリカの情報ですが，読者の参考のために紹介します。なお，サイ
トの一部は現在アクセスできないものもありますが，原書の記載に準じ
ています。日本では日本うつ病学会双極性障害委員会の次のページが参
考になります ——http://www.secretariat.ne.jp/jsmd/sokyoku/pdf/bd_kaisetsu_
chapter8.pdf〕。

- www.manicdepressive.org のデータベースは大変評判が良く，マサ
  チューセッツ総合病院によって管理されています。www.mentalhelp.
  net にある検索エンジンは，治療者，サポートグループ，ネットコミュ
  ニティを探すのに便利です。これを使えば，住所，電話番号，URL
  などを入手できます。
- www.networktherapy.com のサイトでは，自宅からの距離を考慮しな
  がら治療者や治療機関を探すことができます。料金や治療法の種類
  だけでなく，適切な治療者を探す方法についても紹介しています。
  また，自傷行為，物質乱用，自殺などの問題への公立ホットライン
  の電話番号も掲載されており，サポートグループの連絡先や URL，
  本のリストも紹介しています。
- 双極性障害だけでなく，心理障害の種類に特化した治療者を探すの

に都合が良いのは www.psycheducation.org です。

- www.findcounseling.com は専門と場所によって治療者の検索をすることができ，治療者の受けた教育についての情報もありますが，大都市に限られます。
- アメリカ心理学会（www.apa.org）や全米ソーシャルワーカー協会（www.socialworkers.org），アメリカ精神医学会（www.psych.org）などの全米規模の専門家の集まりでもメンタルヘルスの専門家を探すことができます。

　治療者を見つけるリソースを入手し，彼らに対する必要な質問事項を確認できたら，一緒に取り組んでいける治療者を実際に探しましょう。治療者リストのなかから適切だと思われる相手と予約を取り，症状追跡チャートとこの章の最初のほうに載せた質問リストを持参してください。相手が双極性障害について専門知識のある（専門教育を受けたか，経験が豊富，あるいはその両方），ちゃんとした資格をもつ臨床家であることを確認し，優先順位をつけて「メンタルヘルスのかかりつけ医」を選んでください。ただし，もし，あなたが最初に接触した相手とうまくいかなければ，もっとあなたに合う人を探してもよいでしょう。

双極性障害のスクリーニング

　治療者を探す前に，今のあなたの状態をオンラインでスクリーニングすることもできます。しかし，これは，専門的な検査に代わるものではありませんから注意してください。いくつかのウェブサイトに，うつ，躁，不安の症状をスクリーニングする簡単なテストがアップされています〔訳注：アメリカの情報で，いくつかアクセスできないものもありますが，読者の参考のために紹介します〕。

- Depression and Bipolar Support Alliance：www.dbsalliance.org

第 1 章　双極性障害を理解する　│　041

- Bipolar Screening Test：www.healthyplace.com/bipolar-disorder/bipolar-symptoms/bipolar-screening-test/
- Screening for Bipolar Spectrum Disorders：www.psycom.net/depression.central.bipolar-screening.html
- Mood Disorders Questionnaire（MDQ）：www.psycheducation.org/depression/MDQ.htm（症状を調べるための信頼性が高く，広く使われているツールが挙げられている）

ACTION STEP　1.6　治療者を探そう

　ここまで読んで，自分は双極性障害かもしれないと思いつつも，受診していないあなた。あなたに合う治療者を探しはじめませんか？　内科のかかりつけ医に連絡して，お薦めの治療者がいるかどうか訊ねてみましょう。インターネットを利用したり，近くのサポートグループに参加したりして，そのメンバーにお薦めの治療者がいないか訊ねてみましょう。あるいは，お住まいの地域に双極性障害の専門家がいないか，インターネットで検索してみましょう。目標は，適切な診断と治療をしてくれる治療者を最低 5 人リストアップすることです。あなたに合う治療者かどうかを判断するには，次の点に注意してください。

- 初診患者を受けつけていますか？（まず，これを調べましょう）
- 適切な免許や資格をもっていますか？
- 保険診療ですか？　自己負担分はいくらですか？　もしそうでなければ，どのような料金プランになっていますか？
- どのような教育を受けていますか？　医師免許や臨床心理士，ソーシャルワーカーの資格をもっていますか？　どこで訓練を受けましたか？
- その地域でどのくらいの期間，診察していますか？

- 大学病院や大きな病院と提携していますか？
- 治療技法は何ですか？（薬物療法と心理療法を併用しているところや，サポートグループの利用を勧めているところを探してください）認知行動療法をはじめとした心理療法を行なっていますか？その心理療法は治療計画に組み込まれていますか？
- どのような治療理念ですか？

ACTION STEP 1.6 をやってみて，治療者の候補を 2 名に絞り込んでください。そして，実際に会ってみて，どちらの治療者があなたに合うのかを見極めてください。治療が始まると密な関係が長く続くことになりますから，今のあなたにとってベストな治療者を念入りに選んでください。人それぞれに好みはあるとは思いますが，ACTION STEP 1.6 の情報が良い治療を受けるための道しるべになります。免許や資格をもっていて，双極性障害を専門としているか，治療経験のある専門家と治療に取り組んでください。もし，都市部にお住まいでなくて専門家が見つけづらいなら，最低限の治療技術をもっている治療者を探してください。

誰が双極性障害なのか？

アメリカの 18 歳以上の 1 〜 2.6% が双極性障害に苦しんでいることが統計で明らかになっています（Kessler et al., 2005）。これは，およそ 570 万人にあたります。双極性障害は思春期後期から青年期前期で発症することが最も多いのですが，中年期以降に発症する場合もあります。子どもの場合は，親も同じ障害をもっていることが多いと言われています。また，中年期以降に双極性障害と診断された場合でも，それ以前に何年も苦しんでいることがあります。関係する遺伝子も研究されていますが，決定的な遺伝子は今のところ見つかっていません。しかし，いくつかの遺伝子と他の要因が結びついて発症の引き金となっていることは双子の

研究で明らかになっています。親が双極性障害の場合，7分の1の確率で子どもも発症します（Frances, Docherty and Kahn, 1996）。

ACTION STEP **1.7** あなたの家族歴を調べよう

　家族歴の情報は診断と治療に役立ちます。双極性障害は子どもに受け継がれる傾向が高いので，家族歴からあなたの症状が双極性障害によるのかどうか，ある程度明らかにできます。この情報を治療者に見せて，診断と治療に役立てましょう。下記の質問に答えてください。

1. 身内で精神障害と診断されたことがある人はいますか？　もしいるなら，その人のイニシャル，診断名，（もしわかれば）かつて服用していた薬や現在服用している薬を書いてください（正確なことがわからなければ，おおよそでかまいません）。
2. ご家族のどなたかに，躁やうつの症状はありますか？　もしあるなら，どのような症状ですか？　それはどなたですか？　その人とあなたの関係は？（父，母，姉，弟など）
3. 身内のどなたかに，躁やうつの症状はありますか？　もしあるなら，どのような症状ですか？　それはどなたですか？　その人とあなたの関係は？（父方の叔母，母方の祖父など）

どうしたら双極性障害だとわかるのか？

　前にも触れましたが，双極性障害かどうかを簡単なセルフテストでチェックすることはできます。しかし，正確に診断することができるのは専門家だけです。あなたが付けた記録によって，治療者は詳しい情報を検討できますし，正しい診断に近づけるようになります。あなたが詳しい情報を提供すればするほど，治療者は正しく診断することができる

ようになります。他の精神障害を合併している場合は特にそうです。

双極性障害の引き金

　症状を引き起こす原因のことを，引き金と呼びます。引き金は，環境的な要因，生物学的な要因，状況的な要因があります。たくさんの人に共通する引き金は，睡眠不足，ストレス，季節の変化，不規則な食事や睡眠，薬ののみ忘れ，運動習慣の変化などです。

　環境的な引き金と症状との間につながりを見つけることが，症状をマネジメントするための第一歩です。

治療しない場合のリスク

　双極性障害はよくわからないことがまだ多く，現時点では完全に治す方法はありません。しかし，薬物療法，心理教育，心理療法によってマネジメントすることは可能です。ずいぶん以前から，この3つを組み合わせることが重視されてきました。このほか，ストレス低減法，運動，良い睡眠習慣，オメガ3脂肪酸が多く含まれた食事なども有効だと考えられています。最近では，精神障害への偏見が減り，より正確な診断ができるようになり，良い治療を受けられるようになってきました。その結果，双極性障害をもつ人が安定した状態を維持して，健康的な生活を送れるようになっています。

　双極性障害は慢性的で，完全に治す方法は確立されていません。つまり，子どもから高齢者まで，誰にでも生じる可能性があるということです。エピソードが終われば症状がまったく消えてしまう人は多いのですが，症状が残る人もいます。何回も再発する人も数パーセントいます。

　次のような不幸な結果を回避するには，早期の診断と適切な治療が重要です（Frances, Docherty and Kahn, 1996）。

- **自殺**——自殺のリスクが一番高いのは，発症した最初の1年間だと言われています。しかし，時間が経過してもその危険性が消えるわけではありません。自殺を考えつつも行動につながらない人もいますが，予測ができませんから，少しでも自殺を考えたら真剣にとらえて専門家に相談してください。もし，あなたがまだ専門家とつながっていないなら，自殺予防ホットラインや電話相談に連絡してもよいでしょう。

- **アルコールや物質依存**——エピソードが続いている間にアルコールや薬物を乱用する人は50%以上にのぼり，これが診断と治療を複雑にしています。ですので，この問題について，あなた自身や周りの人がしっかり確認する必要があります。アルコールと薬物は気分に影響を与えますから，双極性障害をもつ人は，違法ドラッグを避け，飲酒を最小限にして，できればやめるべきです。すでに治療薬を服用しているなら，アルコールに注意すべきだということはご存じだと思います。アルコールと薬は相互作用を起こすので，危険なだけでなく治療薬の効果が薄れてしまうことがあるからです。

- **人間関係と仕事上の問題**——治療が開始されれば，幸せな結婚生活を送ることや，やりがいのある仕事に就くことも現実的になってきます。しかし，もし，あなた自身が双極性障害とつきあいながら生きていくことに困難を感じていれば，周りの人にとってはなおさら難しいでしょう。双極性障害をもつ人の生活には，予測しにくいアップダウンがつきものですから，配偶者や恋人には忍耐力と理解，そして彼らを支えてくれるサポートシステムが必要です。

　双極性障害をもつ人は，自分の気持ちだけでなく，生活や仕事も混乱しがちです。双極性障害であることを周囲に打ち明けるかどうかはあとで詳しく検討しますが，双極性障害のエピソードは仕事にも直接影響します。エピソードが長引いた場合は，結果として仕事

を失うこともあります。早期の診断と治療を続けることは，安定した人間関係を維持し，仕事を続けるきっかけになります。大切な人からサポートされ，愛され，仕事がうまくいっていると感じることができれば，治療にもやる気が出てきます。逆に，大切な人間関係や仕事を失うと，それがきっかけになって，うつ症状が生じることも多いと言われています。

● **治療の困難さ**──エピソードを繰り返し体験するほど治りにくくなり，エピソードの出現も頻繁になることがわかっています。これはちょうど，いったん広がった火が消しにくくなることに似ているので，「燃え上がり現象」と呼ばれることもあります。しかし，治療計画に沿って症状を食い止める手立てが見つかれば，次もその方法を取りやすくなります。ことわざにもあるように，成功は成功を生むのです。生活を少しでもコントロールできているように感じれば，生活がより楽しくなり，不安やうつを感じにくくなります。

● **不正確，不適切，部分的な治療**──うつ病と誤診されている人は，抗うつ剤のみを処方されている可能性があります。このような場合，薬によって躁病エピソードが引き起こされてしまい，病状がよけいに悪くなってしまうおそれがあります。また，副作用が嫌で服薬しなかったり，薬を飲み忘れたりするケースは，全体のおよそ 50% にのぼると考えられています。

　正確な診断，症状の改善，副作用の少ない適切な治療プランは，あなたの詳しい記録から始まるといっても過言ではありません。

自殺と双極性障害

　発症後から数年間は，自殺を考えたり自殺につながる行動が生じたりする可能性が高いと考えられています。適切な治療が行なわれないと，

第 1 章　双極性障害を理解する　｜　047

　そのリスクは一生続くかもしれません。だからこそ，正しい診断を受け，適切な治療を開始し，重い症状を生じにくくする必要があります。

｜ 自殺の兆候と症状

　死にたい気持ちの表われには次のものがあります（NIMH, 2001）。

- 死にたいと他の人に言う。
- 何も変わらず，何も良くならないという絶望感を感じる。
- やることなすこと意味がないという無力感を感じる。
- アルコールやドラッグを乱用する。
- 身辺を整理する（死後に備えて，財産を整理したり，所有物を人に譲ったりする）。
- 遺書を書く。
- 殺される可能性のあるような危険な場所に行く。

　混合性エピソードを体験している間に自殺を考えたことのある当事者は，その経験を次のように述べています。「2 日前の晩，娘が寝てから，自分の手首にナイフを押しあてました。脳が身体を破壊しようとしているようでした。私はずっと死ぬことだけを考えていました」。

ACTION STEP　**1.8**　自殺のリスクをアセスメントしよう

　上記の自殺に関連する症状リストを参考にしながら，過去や現在に似たようなことがあったら何でも記録表に書き出してください。そして，そのときどのような状況だったのか，また，死にたくなったきっかけを書いてください。もし，自殺に関連する症状が今現在あるなら，治療者，119 番，自殺予防ホットライン，いのちの電話，いのちの電話のインターネット相談などに連絡して，記録表に書いた情報を伝えてください。も

し過去のことなら，治療者に記録表を見せて情報を共有してください。

性別と双極性障害

双極性障害の経過は男女で異なることが明らかになっています。たとえば，双極Ⅱ型の女性の割合は男性のほぼ2倍です。また，女性は過食症とPTSDを合併しやすいようです（Baldassano et al., 2005）。ただし，ラピッドサイクラーとうつ病エピソードの既往歴は男女で違いがないことがわかっています。ほかにも，肥満傾向にある女性は気分障害になりやすいことが明らかになっています（McIntyre et al., 2006）。

あなたが女性なら，性ホルモンの変化が気分に影響する場合もあるので，月経周期の情報を記録してください。気分と一緒に月経何日目かを1ヵ月間記録してください。月経開始日は1日目と書いてください。そうすると，性ホルモンの変化によって気分が変化するかどうか，治療者と一緒に検討できるようになります。

妊娠中や出産後に，「マタニティブルー」や「産後うつ」を体験する女性が多いことからもわかるように，性ホルモンの変動は気分に大きく影響します。もし，あまりに悲しくて身の周りのことができなくなりはじめたら，それを治療者に伝えてください。妊娠や出産は多くの女性にとって危険要因ですので，たとえまだ診断を受けていなくても，これまでの症状を治療者に伝えることを忘れないでください。

合併する可能性のある精神障害

双極性障害は，他の精神障害を合併することが多いと言われています。最も一般的なものは，不安障害，薬物依存，ADHD，PTSDです。過食症やむちゃ食いなどの摂食障害も合併するかもしれません。双極性障害の診断と治療が難しいのは，合併する精神障害も双極性障害と同じぐら

第 1 章　双極性障害を理解する　│　049

い複雑であることに加えて，他の精神障害にも双極性障害と似たような症状が現われる可能性があるからです。治療計画を立てるときには，他の精神障害を合併している可能性を考える必要があります。たとえば，合法的なものでも違法なものでも，使用中の薬物は治療者に伝えなければなりません。

ACTION STEP　1.9　他の精神障害をアセスメントしよう

　下記の質問に答えてください。

1. 双極性障害以外の診断を受けたことがありますか？
2. どのような頻度でその症状が出ますか？（毎日，毎週，毎月）
3. どのような薬を服用していますか？

　心配なことは何でも書いてください。どのような状況で症状が生じたのかも書いてください。たとえば，あなたが摂食障害も抱えているなら，食べ物に関する行動も書いてください。また，どのようなお酒をどのくらい飲んでいるか，ご自分で購入して飲んでいる薬なども記録してください。

　ここで書いたことは，もしかすると双極性障害の引き金になっているかもしれません。引き金の影響を整理する方法は，第 4 章で詳しく検討することにしましょう。

*

　あなたは双極性障害についてたくさんのことをこの章で学びました。そして，今，あなた自身が双極性障害の専門家になる道を歩みはじめました。あなたはうつ病エピソード，躁病エピソード，混合性エピソード

について学びました。そして，体験を追跡する道具を手に入れました。あなたは双極性障害の複雑さ，診断の難しさを知り，治療によって回復するプロセスを理解しました。あなたは，治療者が正しく診断するための情報をたくさんもっています。この情報によって，症状のパターンを検討し，双極性障害の予防や回復に向けて，より健康な人生を歩みはじめることができるのです。

| 第2章

治療を受ける

　有効な治療を受けるための最初のステップは，さまざまな情報に基づいて正確な診断を受けることです。あなたが第1章のACTION STEP 1.6を実行していれば，治療者を1人は見つけていることでしょう。診断には精神科医や心理士によるアセスメントが一番重要です。精神科医はメンタルヘルスの専門家で薬も処方できますので，精神科医に診察してもらうのが最も良いでしょう。内科のかかりつけ医，心理士，ソーシャルワーカーなどの専門家にも，双極性障害を正しく診断し，治療計画を立てることができる人がいますが，薬は処方できません。

「十分な説明を受けた消費者」になる

　現病歴と家族歴のアセスメントによって，初めて正確な診断が得られます。そのうえで治療者が治療計画を立てるために，今まであなたが記録してきたことが大変貴重な情報源になります。さまざまなことをよく理解したうえで治療を受けるかどうかを決めるには，治療の選択肢を知っておく必要もあるでしょう。この章では，治療で用いられる主な方法を3つ紹介します。「十分な説明を受けた消費者」になることは，心理的に健康になる道のひとつなのです。

　治療についての情報をたくさんもっているほど，治療者に詳しく質問できますから，治療の選択肢を自分でもよく理解し，最善の治療方針を決めることができるようになります。そうすれば生活をよりよくすることができ，なにより安心できます。この章で紹介するウェブサイトや，

引用文献で紹介されている本や論文を使って，必要な治療法を絞ることができます。診察の初回からしばらくは，自分で付けた記録を持参したり，客観的な情報提供者（親，配偶者，恋人，きょうだい，親友など）を同伴したりすることは非常に重要です。

治療を受けることの大切さ

治療は「お医者さんにしてもらう」ことではなく，あなたが自分自身のためにすることです。それだけでなく，あなたの家族，大切な人，同僚，あなたとかかわるすべての人のために，あなたができることでもあります。治療を受ける気力をなくすこともあるかもしれません。しかし，未治療の期間が長いほど，治療は難しくなります。これが，できるだけ早く専門家による治療を受けなければならない大切な理由です。

あなた自身のために治療を受ける

双極性障害の効果的な治療を受けて，あなたにふさわしい人生をあなた自身が楽しんでください。適切な治療を受けると，計画的にものごとを進めるきっかけを得ることができます。心配のない毎日を過ごすことができれば，人生を楽しむことができるのです。双極性障害の治療とマネジメントを集中的に行なうと，多くの困りごとが解消するように感じることでしょう。家族，大切な人，同僚との関係がすべて良くなります。エピソードを少なくすると，治療費も節約できます。すると，訓練や教育を受けて技術やキャリアを磨いたり，人生の目標を追い求めたりすることに集中できるようになります。躁エピソードのすべてがなくなるわけではないかもしれませんが，治療を受ける前にくらべると，アイディアを実行に移すことが容易になるでしょう。薬物療法を行なうと，エピソードの頻度と深刻さが軽くなります。健康的生活スタイルを身につけると，体重が減り，身体的にも健康になり，生活の質が全体的に改善さ

れるでしょう。

　ただし，治療薬の副作用があったり，気分の良い軽躁状態や創造的な
エネルギーがしぼんでしまったりすることもあります。コーヒーや深夜
にお酒を楽しむこともやめなければならないかもしれません。しかし，
うつ症状や躁病エピソードに苦しめられることが少なくなり，笑顔で過
ごせる時間は増えるでしょう。治療せずに痛みや苦しみを感じつづける
リスクよりも，治療による利益のほうがはるかに大きいのです。

大切な人のために治療を受ける

　あなたの大切な人は，あなたの調子が良いとリラックスできます。あ
なたがどこにいるか，あなたが何をしているか，何を考えているか，あ
なたが安全な状態かを心配しなくてよいからです。「あの人を守らなく
ては」と思いつづけるより，機嫌の良いあなたと一緒にいるほうが，ま
ちがいなく気は楽です。配偶者がうつ状態だとなかなか楽しめないで
しょうし，逆に躁状態だと，経済的に困ったことになったり，家族内の
人間関係が非常に悪くなったりします。家事，子どもや年老いた親の世
話など，すべての責任を配偶者がひとりで背負わされることはよくある
ことです。治療を受けると，家族というチームのなかで十分に役割を担
える選手として認められるので，家族から喜んで迎え入れられることで
しょう。

　もし子どもがいるなら，あなたからのプレゼントやあなたから世話を
してもらうことを喜ぶでしょうし，自分の親が落ち着いた雰囲気で生活
できることをうれしく思うでしょう。未治療の親をもつ子どもは，親の
感情が不安定であるために問題行動を起こすことも多いと言われていま
す。子どもたちは，信頼できる大人を必要としています。未治療のまま
だと，子どもを愛していても良い親になれないことが多いのです。治療
を受けると，思いやりのある，子どもがつきあいやすい親になることが
できます。

仕事の成功のために治療を受ける

あなたが治療を受けることは，雇用主や同僚にとっても利益のあることです。まず欠勤が減ります。そして，治療を通じて安定感が生まれ，同僚から信用されるようになるので，オープンな雰囲気でリラックスして生産的な仕事ができるようになるでしょう。欠勤が続いたり，会社の健康増進費をふんだんに使ったりした人は，それらの費用が要らなくなるので会社も喜ぶでしょう。治療は仕事での安定感や自信を与えてくれます。この安定感や自信が，仕事以外のことへの自信にもつながり，全般的に安定した状態を得ることができます。結果的に気分の変化も少なくなるでしょう。

治療者との話し合い

第1章のACTION STEP 1.6で専門家を選んだら，できるだけ早く予約を取りましょう。この章を読み終える前に予約を取ってください。それが無理でも，この本を全部読み終える前に予約を取ってください。そして診察の日には，記録，日誌，家族歴，症状評価など，あなたが今までつくってきた記録をすべてもっていきましょう。

初めて診察を受けるときには

初めての診察（初診）では，詳しい現病歴と他の障害の有無について訊かれるのが一般的です。治療者に過去の躁症状やうつ症状について話したり，質問票に回答したりします。これまでの人生における症状とのかかわり方や家族歴も話題になります。必要な情報を治療者に与えてくれるので，あなたにとって大切な人を同伴することも重要です。

初診で症状について一通り答えたら，仮の診断（暫定診断）を受ける場合もありますし，さらに情報が必要な場合や，治療者が同僚と相談してから決める場合もあります。2，3回診察してから正式に診断を行

なう場合もあります。双極性障害は正確な診断が難しい場合があるので，情報をたくさん提供するために，いろいろな質問に答えるのだと思っておいてください。あなたの現病歴，現在の症状，これまで受けた投薬や何らかの薬物の使用，家族歴について，治療者ができるだけ多くの情報を集めようとするのは，誤診を避けるためです。第 1 章の ACTION STEP で得られた情報をバインダーにとじて，記録を付けておきましょう。

　初診後にすぐ薬を処方してもらえる場合もありますが，確定診断が済むまでもらえない場合もあります。複数の薬が処方される場合もあります。心理教育グループ，サポートグループ，心理療法を紹介されることもあります。薬物療法のみで治療するよりも，双極性障害に特化した心理療法や心理教育グループをあわせて行なうほうが，治療効果がはるかに良いことが明らかになっています（Miklowitz et al., 2007）。治療計画に心理療法や心理教育が含まれていなければ，治療者に紹介してもらってください。

ACTION STEP 2.1 治療法について説明を受ける

　診断を受けたら，治療者に下記の質問をしてください。これからどういうことを行なうのか，そして，治療計画のためには何が必要なのかを理解しましょう。治療の利益とリスクについても理解しましょう。

1. 双極性障害の診断を受けましたが，どのような治療が行なわれますか？
2. 治療から何を得られるでしょう？　たとえば，治療を受けて 1 カ月後，6 カ月後，1 年後，5 年後には，何が期待できますか？　私の病状やタイプを考慮すると，現実的な目標は何ですか？
3. 治療にはどのような方法を使用しますか？
4. 治療費はどのくらいですか？

5. 症状を軽くして再発しにくくするには，今の生活をどのように変えればよいですか？
6. どのような心理療法がおすすめですか？　サポートグループを紹介していただけますか？
7. 薬物療法にはどのような副作用の可能性がありますか？　副作用を改善したり予防したりする方法はありますか？　効果は同じで副作用が異なる薬はありますか？　もし1，2回分飲み忘れたら，どうしたらよいですか？
8. 電話や電子メールで相談することはできますか？　もしできないなら，次の診察までに電話で質問できる人はいますか？　緊急事態に電話すべき人は誰ですか？

治療の選択肢

　治療を受けなければ時間が経つにつれて悪化してしまうのか，という点については未だ結論は出ていません。第1章で簡単に触れましたが，この現象は「燃え上がり効果」と呼ばれています。つまり，エピソードを何度も経験するほど症状が重くなったり，さらに頻度が多くなったりするということです。ところが，そういうことは起きないという研究結果もあるのです。現在言えることは，少なくとも治療を受ければ症状を最小限に抑えることが可能になり，生活が生産的になるということです。

治療の段階
　治療には2つの段階があります。1つは急性期の治療，つまり，躁病エピソードとうつ病エピソードをおさえることが目的の治療です。もう1つは予防的な治療，つまり，将来のエピソードを防ぐために薬物療法，心理療法，あるいはその両方を長期間続ける治療です。急性期の治療は，できるだけ早く症状を安定させて症状の悪化を防ぐために，集中的な薬

物療法と心理療法が必要になります。しかし，いったん症状が安定すれ
ば，次の長期的な治療計画に進むことができます。

　昔から行なわれてきた治療戦略は3つあります。つまり，薬物療法，
教育（特に生活スタイルの変化について），心理療法です。どの治療法
を選んだとしても，**あなた自身の治療計画は続けましょう！**　双極性障害を
つ人は，気分が良いときに自分が病気であるということを否定する傾向
があります。また，治療がうまくいっているときでさえ，治療を中止す
る傾向があります。なぜなら，自分は良くなったと感じ，薬物療法は必
要ないと思い込んでしまうからです。もし調子が良いのなら，そのまま
プログラムを続けましょう。調子がよいのはプログラムがうまくいって
いる証拠だからです。「エピソードはもう終わったんだ。だから薬を飲
むのをやめてもいいんだ」と言うのは簡単ですが，これはあなただけで
なく，治療者とあなたの合意が得られて初めてできる決断です。双極性
障害に対しては継続的な治療が必要です。なぜなら，治療を受けていな
い場合，たいていは症状が徐々に重くなっていくからです。

| 3つの治療戦略

　双極性障害にはさまざまな治療法がありますが，この本では精神医学
が提供する治療法を紹介します。つまり，薬物療法，教育，心理療法の
3つです。

● 薬物療法

　双極性障害に対して用いられる治療薬のなかには，その血中濃度を綿
密にチェックする必要があるものもあります。試行錯誤しながら服薬を
工夫していくのが一般的ですから，医師との信頼関係が重要です。

　躁の急性期に一般的に処方されるのは，次の薬です。リチウム，デパ
ケン®（ジバルプロエクス），テグレトール®（カルバマゼピン），トリレプ
タル®（オクスカルバゼピン）といった気分安定剤や，ジプレキサ®（オラ

ンザピン）やセロクエル®（クエチアピン）のような抗精神病薬です。うつには，次の薬がよく処方されます。リチウム，ラミクタル®（ラモトリジン），セロクエル®（クエチアピン），シンビアックス®（オランザピンとフルオキセチンの組み合わせ）です。場合によっては，プロザック®（フルオキセチン）のような抗うつ薬が加わることもあります。しかし，双極性障害を悪化させることもありますので，抗うつ剤のみの処方は絶対に避けるべきです。しかし，リチウムやジバルプロエクスのような抗躁作用のあるものと抗うつ薬を合わせて用いることもあります。安定した気分状態を保ち，再発を防ぐためには，リチウムやリソビッド®（リチウムの作用を緩やかにしたもの），ラモトリジン，ジバルプロエクスなどが，一般的に処方されます。

　双極性障害に対する薬物療法では，いくつかの薬を組み合わせて用いることがほとんどです。一度に服用する薬物の種類は平均して3〜4種類であることが，最近の研究で明らかにされています（Miklowitz et al., 2007）。薬の組み合わせにあたっては，有効性と薬物耐性を考慮しなければなりません。抗うつ薬とベンゾジアゼピン系の薬（抗不安薬や睡眠薬）は，単体で用いる場合には特に危険だと考えられています。また，リチウムを長年服用している人の3分の1に甲状腺障害が出現すると言われています。リチウム服用中に甲状腺ホルモンのサプリメントも併用する人は特に女性に多いと言われています（Fagiolini et al., 2006）。

　長期間の安定を獲得できるかどうかは，薬物療法を途切れることなく続けられるかどうかにかかっています。うまくいかない人は，ほぼ例外なく，服薬をやめてしまったか，服薬が途切れ途切れになったか，処方された量をきちんと飲んでいなかったかのいずれかです。

　現実には，これらの薬の多くに副作用があります。副作用に疑問をもったら，どのようなことでも治療者に打ち明けてください。とにかく服薬だけはやめないでください。やめてしまうと，新しい躁病エピソード，うつ病エピソード，混合性エピソードが出現する可能性が高くなります。

多くの場合，処方は変えることができますし，副作用を最小限におさえるために1回分の量を調整することもできます。治療において，薬を処方してくれる医師はパートナーなのです。あなたには，心配なことは何でも質問する権利があります。

● 教育

　障害について学ぶというステップは，セルフヘルプにとってこの上なく重要です。治療の効果を最大限に引き出すには，双極性障害のこと，その症状や治療法，自分がそれらをどのように体験するかといったことについて学ぶ必要があります。第1章のねらいは，双極性障害についての知識を身につけることでした。学ぶ手段は本を読む以外にもたくさんあります。人によって症状の現われ方は異なりますから，自分の症状を記録しつづけることも（詳しくはあとの章で検討します），治療者とオープンで密なコミュニケーションを取ることも，学ぶ方法のひとつです。

　アメリカでは，アメリカ国立精神衛生研究所（NIMH：www.nimh.nih.gov），アメリカ精神障害者のための連合会（NAMI：www.nami.org）やうつ病・躁うつ病支援連合（DBSA：www.dbsalliance.org）という3つのウェブサイトの情報が特に役立ちますが，ほかにもさまざまなウェブサイトの情報があって役に立ちます（第9章参照）〔訳注：日本では日本うつ病学会双極性障害委員会のサイト（http://www.secretariat.ne.jp/jsmd/sokyoku/）が参考になります〕。

心理教育───本を読んだり，治療者と話したりして知識を身につける方法もありますが，治療プロセスに心理教育が組み込まれている場合もあります。心理教育とは，短期間の心理学的治療のことで，ほとんどの場合，家族全員がその対象となります（恋人のように家族以外の人も含まれることがあります）。そのねらいは，双極性障害について学び，当事者をサポートする方法を家族が見つけることです。

心理教育は，治療をやめてしまう可能性を下げ，治療効果を向上させることが明らかになっています（Gonzalez-Pinto et al., 2004）。実際に，6〜7回の心理教育を受けることによって，症状の再燃率が50%以上減ることがわかっています。また，一度退院して，その2年後までに再入院した人の割合は，薬物療法だけを受けた人たちは60%であるのに対し，薬物療法に加えて心理教育を受けた人たちでは12%にすぎませんでした（Milklowitz and Goldstein, 1990 ; Rea et al., 2003）。

心理教育の目標は，当事者が知識を身につけて，症状を自分でマネジメントできるようにしたり，双極性障害のプロセスについての自覚を促したりすることです。心理教育はグループで行なうこともあり，双極性障害を抱える家族や友人をどのようにサポートすればよいのかを仲間とともに学んでいきます。グループの心理教育では，同じ苦悩を抱えている人が体験を共有し，支えあっています。ほとんどの心理教育プログラムは，治療をしっかり受けつづけること，症状の早期発見，日常生活の改善点などについての情報が含まれています（Colom and Lam, 2005）。心理教育の有効性については現在も研究が進められています。

家族や友人からの支えが回復への決定的な要因となります。アメリカにおいては，家族心理教育のグループは，アメリカ精神障害者のための連合会（NAMI）や，うつ病・躁うつ病支援連合（DBSA）で行なわれており，家族が双極性障害について学ぶことができ，大切な人のより良き支援者になれるようなお手伝いをしています。

ACTION STEP 2.2 **双極性障害についてさらに知りたいことは何ですか？**

バインダーのなかのページを1枚選び，双極性障害自体についての疑問や，自分の体験についての疑問をすべて書き出してください。時間が経ってからでも書き足すことができるように，あと2枚ぐらいは白紙を用意しておいてください。もし答えがわかったら疑問を二重線で消し，

また疑問が浮かんだら付け加えてください。疑問を書いた紙を，診察室や心理教育のグループに持って行ってもよいでしょう。インターネット上のサポート掲示板で，疑問を投げかけてもよいでしょう。サポートシステムの見つけ方は第9章で詳しく紹介します。

● 心理療法

　心理療法は，薬物療法の効果を高め（Miklowitz and Otto, 2006），再燃（Scott and Gutierrez, 2004 ; Scott, 2003）や入院（Scott, 2003）を減らします。双極性障害に対しては，心理療法はまぎれもなく適切な治療法なのです（Colom and Lam, 2005）。

　米国国立精神衛生研究所（NIMH, 2001）は，長期間にわたって双極性障害をマネジメントするには，薬物療法と心理社会的治療を組み合わせることが最善の策だと言っています。また，これまでの治療効果研究をまとめると，薬物療法と組み合わせた場合に，心理療法は全体的な再燃率を低下させること，躁病エピソードよりうつ病エピソードを減らすのに効果的であることがわかっています（Scott, 2006）。認知行動療法（CBT）が睡眠障害に対してある程度有効だと考える研究者もいます。睡眠が改善すると，ほかのことにも良い影響があります（Smith, Huang and Manber, 2005）。

心理療法の種類───次の4つの心理社会的介入法には科学的な裏づけがあります。CBT，対人関係・社会リズム療法（IPSRT），家族への心理教育，集団心理教育の4つです（Miklowitz and Otto, 2006）。この4つ以外に有効な方法はないと言う研究者もいます（Scott, 2006 ; Scott and Gutierrez 2004 ; Jones, 2004）

　CBTのねらいは，状況に合った柔軟な考え方ができるように練習することです。標的となるのは，悲観的な考え方，全か無かの思考（「私にはまったく価値がない」のような），すぐに結論に飛んでしまう傾向

（「あの仕事に就けないのはわかりきっている」など）などです。CBT は，批判的でネガティブな考えをやわらげたり，立ち向かったりすることにとても有効だと考えられています（Peden et al., 2005）。

IPSRT では，安定した規則的なライフスタイル（たとえば，毎日同じ時間に食事をしたり，毎日同じ時間に就寝・起床したりすること）を強調します。また，厄介で不安定な人間関係を扱うことも重視しているので，カップルカウンセリングやコミュニケーションスキルの訓練も含むことがあります。

これまでの研究をまとめると，心理学的なモデルは当事者の心理療法への関心を高めると言えます（Gutierrez and Scott, 2004）。また，エピソードを長期間予防するためには，治療中断を繰り返すよりも，一貫して治療しつづけるほうが効果的であることもわかっています。つまり，心理療法によって，症状の程度，再燃の可能性，入院のリスクを減らしたり，社会的な適応力を向上させたりすることができます。ただし，研究があまりに多いため，意見が一致していません。標準化された方法を見つけるためには，さらなる研究が必要でしょう。

心理療法に対して偏見をもっている人もいますが，今は多くの人が治療を受けるようになったので，心理療法は以前よりも珍しいことではなくなっています。差別されるのではないかという不安から，必要なサポートが受けられないということはあってはなりません。心理療法の場は安全で，あなたが優劣をつけられることはありません。心理療法では，自分の気持ちを整理することができます。そして，メンタルヘルスの専門家のサポートがあれば，厄介な感情を乗り越える戦略を生涯にわたって身につけることができるのです。

あなたに効く心理療法が何であっても，取り組みつづけてください。標準的な方法は対話による治療ですが，話すのがあまり好きでなければ心理教育グループに参加するのが最もよいでしょう。心理教育グループではあなたがたくさん話す必要はありません。じっくり他の人の話を聞

いて，課題に集中してください。双極性障害は，単に生化学的物質だけが原因ではありません。あなたの考え方や感じ方をなんとかする必要があります。心理療法は当事者の考え方を柔軟にするので，症状の引き金にならないようにものごとを体験できるようになります。それだけでなく，毎日を健康に過ごしたり，大切な人との関係を改善したり，苦しい瞬間を切り抜けたりする戦略を与えてくれるので，安定を保つことができます。

*

　治療によって症状から解放されることは可能ですが，そのためには正確な診断が必要です。あなたが自分自身についての情報をたくさんもっているほど，正確に診断される確率は高まります。信頼できる治療者を見つけるためには下調べが必要です。候補者を何人か見つけたら，本当にベストかどうかを見極める質問をしましょう。初めて治療者のところに行くときは，できるだけたくさんの情報を持って行きましょう。持って行くものは，記録と日誌，家族歴を書いたメモなどです。できれば，家族か友人に一緒に来てもらい，症状があなたや周囲の人の生活に与えている影響を客観的に伝えてもらいましょう。伝統的な双極性障害の治療は，薬物療法，教育，心理療法の3つです。最良の効果を得るためには，3つすべてを組み合わせた治療計画を立てましょう。

| コラム1

双極性障害に対する心理療法

| 竹田剛

　双極性障害の治療は，大きく発展しています。近年，有効な薬剤が海外で登場し，日本でも 2011 年に認可されています。その一方で，現在のところ，症状や生活を薬だけで完全に改善することは難しく，心理療法を組み合わせることで症状の再燃率が下がると言われています（たとえば，Scott, Colom and Vieta, 2007）。自己コントロールの難しさ，職業的・経済的な損失，対人関係上の問題などは心理療法で対処することができます（Scott, 1995）。心理療法が薬物療法よりも優れているのは，問題が慢性化する仕組みにねらいを定めている点，症状のサインを早期に発見できる点，家族に対する具体的なサポートを提案できる点などだと言われています（Colom and Vieta, 2004）。このように，双極性障害に対する心理療法への期待はますます高まっています。このコラムでは，双極性障害に対してどのような心理療法が行なわれているかを説明します。

　これまでの研究から，（1）認知行動療法，（2）心理教育，（3）対人関係・社会リズム療法，（4）家族療法の4つの心理療法が特に有効だと言われています（たとえば，Reiser and Thompson, 2005 ; Jones, 2004 ; Scott and Gutierrez, 2004）。加えて，これらのほかにも，（5）

精神分析，（6）集団療法が行なわれています。

　（1）認知行動療法は，ものの考え方・捉え方（認知）やさまざまな行動をより適応的な形に変えていくことを目指す心理療法です。いくつかの認知（ポジティブすぎる考え方や，気分がなえてしまうような絶望的な考え方など）が躁とうつのエピソードを繰り返させると考えられています。たとえば，当事者のもつ楽観的な認知や判断が，リスクの高い行動を取らせ，睡眠・食欲・活動に影響を及ぼします。その結果，生活や職業・学業がうまくいかなくなり，躁やうつのエピソードが生じることになります。この悪循環を調整するために，何が引き金になり気分を変化させているのか，気分がどのように変化するのかを把握し，それぞれへの対処法を身につけていきます。引き金に対する対処がうまくいかないと，急性のエピソードを引き起こすことがわかっていますし，気分の変化を当事者自身でつかむことができると，エピソードの悪化や再燃の予防をすることができるからです。詳細は Basco（2006）をご参照ください。

　（2）心理教育は，症状が生じる仕組みを当事者や家族に理解してもらい，よりよい判断や行動ができるようになってもらうことを目指します。まず，もともと当事者が双極性障害になりやすいことや，日々の生活のさまざまな刺激や出来事が症状を生じさせていることを理解します。次に，どのような刺激がエピソードを引き起こすか考え，刺激が現われるきざしを見つけ，刺激への有効な対処法を考えます。それと並行して，薬物情報を提供し，確実で継続的な服薬に関するアドバイスを行ないます。

　（3）対人関係・社会リズム療法は，毎日の活動や対人関係の安定を目指します。不安定になりそうな出来事や場面で，当事者がうまく立ちまわれるようにします。その人なりの対人関係の取り方について話し合い，どのような問題点がありそうかを検討し，改善を

試みます。また，生活リズムが感情・対人関係のコントロールに悪影響を与えていないかを分析し，調整を行ないます。詳細は水島（2010）などをご参照ください。

　（4）家族療法は，当事者と家族とのコミュニケーションや，問題が起きたときの対処の仕方に着目し，その改善をめざします。双極性障害では，家族内のストレスを減らすと再発が予防でき，症状が最小限におさえられると言われています。家族内のストレスを減らし，家族の間で生じるもめごと（衝突，敵意や批判の向けあいなど）に感情的に巻き込まれすぎないようにすることを目指し，コミュニケーションの方法や問題の対処法に関するアドバイスを行ないます。

　（5）精神分析は，問題や症状が生じる原因を，無意識下にある認識やイメージにあると考え，無意識への働きかけを通して症状の改善を目指します。当事者の幼少期の体験に焦点を当て，幼少期をどのように過ごしたのかに関する回想をふまえながら，当事者の性格，問題の解決の仕方，物事の捉え方，葛藤の内容などを把握し，当事者のもつ悪循環にアプローチします（たとえば，Kahn, 1993）。双極性障害に関しては研究報告が少なく，実証的な効果が示されていませんが，有効だとする意見もあります（Jones, 2004）。

　（6）集団療法は，治療者と複数の当事者が集まって行なう心理療法です。双極性障害では，前述の心理療法を集団で実施することが多く，グループワークで症状に関する情報を交換しあうこともあります。当事者同士の団結力や治療への希望を高めながら，適切な対処法の獲得をめざします（Pollack, 1990）。効果をもたらす要因はまだよくわかってはいませんが，アメリカでは1970年代から広く実施されており，一定の効果があることが示されています（Jones, 2004）。

　日本では，双極性障害に対する心理療法の報告例が少なく，最近

になって海外の良書が紹介されるようになりました。そのため，ここで挙げた心理療法を受けることができる当事者はまだ少ないかもしれません。しかし，どのような心理療法を受けるとしても，自分自身の症状についての知識を深め，それを治療者と共有し，安定した信頼関係を築くことが，症状の改善や予防のうえで重要であると言えるでしょう。

▶文献

Basco, M.R.（2006）*The Bipolar Workbook : Tools for Controlling Your Mood Swings.* Guilford Press.（野村総一郎＝監訳（2007）バイポーラーワークブック――気分の変動をコントロールする方法．星和書店）

Colom, F. and Vieta, E.（2004）A perspective on the use of psychoeducation, cognitive-behavioral therapy and interpersonal therapy for bipolar patients. *Bipolar Disorders* 6 ; 480-486.

Jones, S.（2004）Psychotherapy of bipolar disorder : A review. *Journal of Affective Disorders* 80 ; 101-114.

Kahn, D.A.（1993）The use of psychodynamic psychotherapy in manic-defensive illness. *Journal of American Academy of Psychoanalysis* 21 ; 441-455.

Pollack, L.E.（1990）Improving relationships : Groups for inpatients with bipolar disorder. *Journal of Psychosocial Nursing* 28 ; 17-22.

水島広子（2010）対人関係療法でなおす双極性障害．創元社．

Reiser, R.P. and Thompson, L.W.（2005）*Bipolar Disorder.* Hogrefe & Huber.（岡本泰昌＝監訳（2011）エビデンス・ベイスト心理療法シリーズ 1 双極性障害．金剛出版）

Scott, J.（1995）Psychotherapy for bipolar disorder. *British Journal of Psychiatry* 167 ; 581-588.

Scott, J. and Gutierrez, M.J.（2004）The current status of psychological treatments in bipolar disorders : A systematic review of relapse prevention. *Bipolar Disorders* 6 ; 498-503.

Scott, J., Colom, F. and Vieta, E.（2007）A meta-analysis of relapse rates with adjunctive psychological therapies compared to usual psychiatric treatment for bipolar disorders. *International Journal of Neuropsychopharmacology* 10 ; 123-129.

| 第3章

薬を飲む

　薬の効果を最大限に引き出して副作用を最小限に抑えるには，すべての薬を指示通り（量，時間帯，食物や水やアルコールへの指導も含めて）正確に飲まなければなりません。この章では，薬物療法を続けていくためのコツをお伝えしたいと思います。

薬を飲みつづける

　薬物療法は双極性障害治療の3本柱のひとつです。残念なことに，薬の組み合わせや量を決めるには試行錯誤しなければならないことが多いので，それがイライラの種になることがあります。双極性障害をもつ人の多くは，気分を安定させるために複数の薬を毎日飲まなければなりません。この節では，指示通りに薬を飲みつづけることの大切さに触れ，副作用のチェックや医師との話し合いを通じて薬物療法を適切に行なうためのツールを紹介します。

服薬アドヒアランス

　先の章では，治療者による治療計画を守ることが，双極性障害を生き抜くうえで必要不可欠だと強調しました。しかし，当事者自身がもつ精神障害に対する偏見に加えて，服薬アドヒアランスへの低下はしばしば治療中断につながってしまいます（Colom et al., 2005）。双極性障害の診断を一度受けると，いろいろ面倒なことを決めなければなりませんし，薬の選択肢が多すぎてよくわからないという事態も生じます。メンタル

ヘルスの専門家でさえ，治療法の選択肢が無数にあって混乱しているくらいなのです。しかし，薬をうっかり飲み忘れたとしても，わざと飲まなかったとしても，薬をきちんと飲まないことで躁やうつのエピソードが引き起こされるケースは多いと言えます。薬のちょうどよい組み合わせにたどりつくまでには，イライラすることも多いでしょう。しかし，やはり薬物療法は気分を安定させるための最善の方法です。この章の後のほうでは，服薬プランとの上手なつきあい方を紹介します。

薬を飲む

　薬を飲み忘れないために，簡単な方法がいくつかあります。たとえば次のようなものです。

- 薬を飲むのを思い出すために，決まった時間にメッセージが送られてくるようにする。携帯電話やスマートフォンのアプリには，セットした時間にメッセージを送るようにプログラムできるものがあります。また，電子メールソフト（Microsoft の Outlook や Google の Gmail など）を使ってもよいでしょう。www.moodtracker.com にアクセスすると，服薬を思い出させてくれるリマインダー機能を無料で利用できます。
- 時計や携帯電話のアラームをセットする。
- お手洗いの鏡にメモを貼っておく人もいます。もし朝と夜に薬を飲むことになっているのなら，お手洗いに入ったときに飲むようにするといいでしょう。
- 「今日，薬飲んだ？」と書いた紙を玄関のドアに貼る。
- いつも使っているカレンダーやスマートフォンに，薬を飲む時間をあらかじめ記入する。
- ピルケースを購入する。財布にはさんだり鞄のなかに入れておいた

りしても忘れにくくなります。家に帰れなかったときや緊急時でも薬を飲むことができます。

● 海外旅行の際は，薬を薬局でもらうときに入っていた袋にそのまま入れて持ち運ぶのがベストです。ランドセン®やリボトリール®（クロナゼパム）は持ち込みが制限されている国もありますから，薬剤情報と一緒に持ち運ぶようにしましょう。また，預けた荷物がなくなってもいいように，機内持ち込みの荷物に入れて持ち運ぶようにしましょう。

● 次の ACTION STEP 3.1 を参考に，服薬の記録を付けましょう。また，薬と相互作用しそうな物質の摂取量や薬の副作用を記録しておくと，規則的に薬を飲もうという気持ちが強くなります。

サプリメントと補助療法

双極性障害をもつ人の多くは，薬物療法の補助療法や代替療法を探そうとします。あなたもそうなら，今の薬と使おうとしているサプリメントやハーブなどすべてについて治療者と話し合いましょう。薬やサプリメントの効果，相互作用，副作用出現の可能性などについて話し合います。大切なことは，「自然」なものが必ずしも安全というわけではないということです。というのは，市販の薬やハーブのなかには，医師が処方する薬と強い相互作用を起こしてしまうものも多く，場合によっては危険だからです。また，市販されているセイヨウオトギリソウと SAM-e はうつに有効だと言われていますが，双極性障害をもつ人が使うと躁エピソードが生じることが明らかになっています（Nierenberg et al., 1999）。

ACTION STEP **3.1** 薬についての記録

バインダーの 1 ページを使って次のチャートを書くか，この本をコ

ピーしてください。医師の診察前少なくとも 1 カ月間は，そこに服薬の記録を付けてください。医師が薬を正しく判断できるように，口にする物質はすべて記入してください。タバコやアルコールなどは，薬の作用に影響するだけでなく，副作用があることを覚えておいてください。そのため，処方された以外の物質を使用している場合は，正直に書かなければなりません。

　まず，最初の欄に，処方された薬の名前を記入してください。2 つ目の欄にはその薬の用量，3 つ目の欄には錠剤の個数を記入してください。このフォームを使って，実際に飲んだ錠剤の個数を 1 日ずつ記録しつづけてください。記録すると，服薬プランを守ろうとする気持ちが強くなります。口の渇きのような副作用についても書き留めておいてください。そして，それがどの程度だったかを 0 から 10 の得点で表わしてください。0 は「その副作用がまったくない状態」，10 は「その副作用が耐えられないほどひどい状態」を表わします。薬の副作用だけでなく，コーヒー，アルコール，タバコなどについても記録してください。その物質を口にしたことを，ただ X と付けておくだけでも構いません。あるいは，何杯お酒やコーヒーを飲んだか，何本タバコを吸ったのか，というように詳しく書いてもよいでしょう。

　チャートの見方と埋め方の例を pp.72-73 に載せておきます。

薬についてよく聞かれる心配

　精神科の薬への心配には，さまざまなものがあります。第一に，薬によって自分が自分でなくなってしまうのではないかという心配が挙げられます。これが本当に一番大きな心配ではないでしょうか？　しかし，薬を飲んだとしても，あなたはほかでもないあなたのままですし，薬を飲めばこれまでより健康になれます。つまり，気分を十分コントロールして暮らすことができるようになるのです。

　自分が自分ではなくなったように思うと，医師に相談せずに薬の量を

072 | 双極性障害のための認知行動療法ポケットガイド

チャート 3.1　薬についての記録（例）

＿＿＿＿ から ＿＿＿＿ の週の薬物療法の記録（日付を記入）									
薬剤 サプリメント	容量 (mg)	錠数 (1日)	月曜日	火曜日	水曜日	木曜日	金曜日	土曜日	日曜日
リチウム	300	4	4	4	4	4	4	4	4
クロナゼパム	5	2	2	2	2	2	2	2	2
副作用（0 〜 10）									
口が渇く			0	4	0	0	3	0	0
他の物質									
コーヒー			460g	350g	230g		350g		350g
引き金									
夜の睡眠時間			7	6	8	5	7	7	8
アルコールや薬物の使用			0	X	0	X	0	0	0
ストレス（0 〜 10）			2	3	2	8	1	2	1
月経			0	0	X	X	X	X	X
大きなライフイベント（-10 〜 10）			0	0	0	0	2	0	0
その他（　　　　　）									
その他（　　　　　）									
その他（　　　　　）									
他の症状（0 〜 10）									
不安			0	X	0	3	0	0	0

第3章 薬を飲む | 073

チャート 3.1　薬についての記録

＿＿＿＿から＿＿＿＿の週の薬物療法の記録（日付を記入）									
薬剤 サプリメント	容量 （mg）	錠数 （1日）	月曜日	火曜日	水曜日	木曜日	金曜日	土曜日	日曜日
リチウム									
クロナゼパム									
副作用（0〜10）									
口が渇く									
他の物質									
コーヒー									
引き金									
夜の睡眠時間									
アルコールや薬物の使用									
ストレス（0〜10）									
月経									
大きなライフイベント（-10〜10）									
その他（　　　　　　）									
その他（　　　　　　）									
その他（　　　　　　）									
他の症状（0〜10）									
不安									

勝手に調節しがちです。軽躁が原因で生じる高揚感や創造性を「たいしたことはない」として見逃すことは多いですが，薬の量を勝手に調節するのは子どもの火遊びのようにとても危険だということを覚えておいてください。

もし，軽躁状態になりたくて薬の量を勝手に減らすなら，気分がひどく落ち込んでしまうリスクも同時に冒すのだということを覚えておいてください。また，軽躁状態が極端な躁状態に悪化するかもしれません。一般に，薬を勝手に調節しはじめると，症状の再燃や入院の可能性が高まります。

よく聞かれる心配のもう１つは，薬の副作用についてです。たしかに煩わしい副作用が生じる可能性もありますが，それを緩和する方法はいくつもあります。もし，副作用で本当に困っているなら，他の選択肢がないか医師と話し合ってください。よく聞かれる心配については次の節でも紹介します。

薬の副作用

残念な話ですが，薬によってはかなり不快な副作用が出現することがあり，指示通りに薬を飲まなくなったり，飲むのをやめてしまったりすることがしばしば起こります。服薬プランが守れなくなる副作用とは，口の渇き，体重の増加，性機能障害，消化器の障害，頻尿，食欲の変化などです。しかし，副作用のほとんどは，生活習慣の簡単な工夫や薬の種類や量の調節によって避けることができるので，医師と話し合うことが重要です。これから，よくみられる副作用とその緩和法について紹介します。しかし，どのような状況であっても，医師に相談せずに服薬プランを変えないでください。

体重の増加

リチウムやジプレキサ®（オランザピン）など，多くの向精神薬は代謝や食欲に変化を生じさせるため，急激に体重が増加することが時々あります。そのせいで，多くの人は，最初の3カ月を過ぎると薬物療法を続ける意欲が減退します。しかし，体重増加には主に3つの対処法があります。第1に，エクササイズ（運動）を続けること（第7章参照）。第2に，フルーツや野菜を多くとる健康的な食生活を送ること（第8章参照）。第3に，別の薬への変更を医師と相談することです。

口の渇き

口の渇きは，リチウムなどの薬が原因で起こる頻尿と，水分補給が少ないことが組み合わさって生じます。解決法は，水分を多くとることです。起きている時間は，毎時間あたり250gの水分をとることが必要です。12時間起きているとすれば，約3リットルの水分をとらなければならないことになり，多すぎると思われるかもしれませんが，向精神薬の利尿作用を考慮すると，この程度の量は必要だと考えられます（ちなみに，健康な人間の1日の尿量は1.8リットルもあります）。しかし，たとえば海辺などの暑いところにいれば，もっと多くの水分が必要です。あなたの状況に応じてちょうどよい水の量を見つけましょう。

カフェインなど利尿作用のある物質は避けましょう。カフェインはソーダ，コーヒー，緑茶，紅茶に入っています。私がおすすめするのは，50%果汁のジュース，ハーブティー，炭酸入りや軽く味付けしてあるミネラルウォーターです。

便秘

ジプレキサ®とリチウムは便秘を引き起こします。便秘を予防するには，水分を多くとることが最も重要です。バナナ以外のフルーツや緑黄色野菜がいっぱいの健康的な食事が，便秘予防の第1段階として役に立

ちます。規則的なエクササイズも同じです。便秘は服薬プランの初期段階で問題になることが多い副作用です。いろいろ試してみても便秘が1週間以上続くならば，医師と相談して，酸化マグネシウム，坐薬，ペプトビスモルなどの胃腸薬を処方してもらってください。1杯のミルクやコーヒーで改善する場合もあります。

性機能障害

プロザック®（フルオキセチン）など多くの抗うつ薬で，性欲減退などの性機能障害が副作用として生じることがあります。もしそうした副作用が現われたら，別の薬への変更について治療者と相談してください。たとえば，ウェルブトリン®（ブプロピオン）はそうした副作用が少ないとされています。ただし，性欲減退がうつの症状である可能性もありますから，慎重に検討する必要があるでしょう。

吐き気

多くの場合，吐き気が生じるのは，満腹時に薬を飲んだり，胃が空っぽの時に薬を飲んだりすることが原因です。吐き気がしたら，水分や塩分を含むクラッカーを食べてみてください。吐き気をやわらげると言われているペパーミントの入った水，ショウガ湯，ジンジャエールなどで薬を飲むのもよいでしょう。

震え

字を書いたりグラスを持ったりするときに手が震えると，他の人にもわかるので，震えは心理的にも苦しい副作用です。震えは高齢者によくみられるために，副作用として震えが生じると，実際の年齢よりも年を取ったかのように感じる人もいます。震えは口の渇きと同じ薬が原因になっていることが多いので，水分を十分とることが解決法になります。もしこの方法で震えが楽にならなければ，別の薬を使えないか医師と相

談してください。

肝臓と腎臓の障害

　リチウム，デパケン®（ジバルプロエクス），ジプレキサ®など多くの向精神薬は，肝臓と腎臓に負担をかける可能性があります。医師は最低３カ月おきに血液検査を行なって肝臓と腎臓の機能をチェックします。その結果に応じて服薬プランを調節します。リチウムへの耐性は躁状態のときに高く，症状がおさまると低くなります。また，他の薬や生活習慣の変化と組み合わさって，違う反応が出ることもあります。そのため，痛みが出たり副作用が増えたりしたら，医師と必ず相談してください。また，調子が良くても悪くても，年に４回以上は定期的に医師の診察を受けるようにしてください。

　すべての薬には副作用があります。いろいろ工夫しても健康上の問題が起きたのなら，それが双極性障害の症状なのか，薬の副作用なのか迷うことでしょう。しかし，自殺について考えたり，症状のせいで生活が乱れると心配したりするようなら，薬は命綱の役目を果たしてくれますし，きちんと薬を飲むことがなおさら大切です。

薬を飲むタイミング

　飲む薬の数が多かったり，１日に何度も定期的に飲まなければならないことに対してイライラする人もいます。たしかに，薬の飲み忘れは多いものですが，それが躁うつエピソードの引き金になる場合もあります。昼間に気分安定剤を飲むと眠くなることが多く，仕事，家事，子どもの世話などを妨げるので，薬をきちんと飲まなくなることもあります。

　もし，決まった時間に決まった量の薬を飲むことを忘れがちだったり，決まった時間に悪影響が出たりする（たとえば，リチウムを朝飲むと眠

気が強いなど）ことに気づいたら，生活にもっと合った用法にできるよう医師と相談してください。別の時間に薬を飲むようにプランを変更したり，昼間の眠気が軽い薬に変更したり，薬をすべて変えてみるなど，さまざまな工夫が考えられます。

では，この章の初めの「薬を飲む」をもう一度見直し，服薬プランを決めるツールをチェックしてください。

服薬プランの調整

先にも述べましたが，薬を変えたいと思ったら，医師と相談しなければなりません。勝手にやると，エピソードの出現や生活の乱れにつながりかねません。躁や軽躁の高揚感にのせられて薬をやめてしまうと，結局それが引き金となって症状が重くなります。治療のゴールは健康的な状態になり，それを維持することです。急激に変化する感情のジェットコースターから降りましょう。

薬を正しく飲むための鍵は，根気と「薬は効く」という希望です。希望があれば，副作用があっても服薬を続けてみようという気持ちになるでしょう。自分に合う薬剤が見つかるまで我慢しようという根気も必要です。薬は効くまでに時間がかかります。有効なものを見つけるまでいろいろな薬を試さなければなりませんが，有効な薬の組み合わせは必ず見つかるという希望をもちつづけてください。服薬を続けるための方法を学び，服薬プランを守るためのサポートを得るために，心理療法やサポートグループへ積極的に参加することをお勧めします。

薬をよく知ること

指示通りに薬を飲むために，また，薬の有効性を信じるために，飲んでいる薬とその副作用についてよく知っておく必要があります。そうす

ることで，別の医学的な問題を理解できたり，症状と薬の副作用を区別できたりするようになります。医師に訊ねるだけでなく，あなた自身も薬について調べることができます。一般名よりも商品名で調べましょう。薬の写真を見ることもできます。たとえば，リチウムなら「リーマス®」という商品名で，複数の種類があることがわかります。

ACTION STEP　3.2　自分の薬を知ろう

　このACTION STEPの目標は，双極性障害の薬以外のものも含めて，飲んでいる薬のすべてについてよく知り，わかったことを医師に報告することです。それぞれの薬について，詳しい情報を記録してください。それをチャートにしてもよいですし，簡単な文章にまとめてもよいでしょう。次に挙げる質問に答えてください。

1. 薬の一般名は何ですか？
2. 薬の商品名は何ですか？
3. いくつ薬を飲んでいますか？（たとえば，1回につき飲む薬の数と用量。「チャート3.1　薬についての記録」を見てください）
4. どのくらいの頻度で薬を飲んでいますか？（たとえば，1日に2回，4時間おき，など。「チャート3.1　薬についての記録」を見てください）
5. その薬で健康上の問題が出ていますか？
6. どのくらいの期間，その薬を飲んできましたか？
7. 薬の副作用は何ですか？（「チャート3.1　薬についての記録」を見てください）

　これらの質問への答えを診察時に持参すると，薬の有害な相互作用を避けたり，詳しい情報に基づいた処方が可能になったりします。薬をき

ちんと飲んでいない場合，それを言うのはためらわれるかもしれません
が，医師に正直に伝えてください。もし，まったく薬を飲んでいなくて
も，新たな処方や症状の理解のために，薬を飲んで今の状態になってい
るのかそうでないのかを検討する必要があるからです。同じような状態
で他の薬を処方されたことがあるなら，その薬をリストアップして，な
ぜそれをやめたかについても記録しておいてください。最後に，代替療
法で使用している薬やサプリメントについても伝えてください。これら
の情報があれば，最良の服薬プランをつくることができます。

医師と薬物療法について話し合う

処方された薬についてよく理解して，実際に飲みはじめたら，薬の
効果や副作用について医師と話し合ってください。先ほどのACTION
STEPで，薬に関するあなたの希望や経験について医師と話し合う準備
ができました。副作用が出たとしても，それを問題だと思うかどうかは
その人次第です。たとえば，体重が増えても構わない人もいれば，耐え
られないと思う人もいます。

薬については，原則として半年から1年おきに医師に相談してくださ
い。この間隔で，副作用の有無，症状への効果，行動上の変化などにつ
いて話し合ってください。また，薬の効果や副作用，身体へのリスクに
ついて，最新の研究成果を医師に訊ねてください。新薬についての情報
を得れば，「そっちのほうが効くかも」と考えて，それを試したくなる
かもしれません。しかし，新薬を試して悪化したり副作用が出たりする
リスクを負うより，現段階で有効な薬を続けていくほうが得策だと言え
ます。

第3章　薬を飲む　│　081

ACTION STEP 3.3 薬の Q & A

医師に次のような質問をしてみましょう。

1. 他の薬ではなくこの薬を飲むのはなぜですか？
2. 副作用は何ですか？　副作用を緩和したり予防したりするために，私にできることはありますか？
3. 以前から飲んでいる薬と相互作用を起こす可能性はありますか？相互作用を緩和したり予防したりする方法はありますか？　他の薬で代用したら，相互作用を緩和したり取り除くことができますか？
4. 薬への依存を減らすサプリメント，ダイエット，行動変容法はありますか？
5. 薬を飲んでいる間，避けたほうがよい食べものや活動はありますか？
6. 処方されたすべての薬について，完全な情報を教えてください（まだ説明を受けていない場合）。

生活スタイルと行動の変化

　禁煙したり，運動を始めたり，ストレス低減法にチャレンジしたり，といった新しい行動を取る前には，医師と相談してください。それに合わせて薬の量が変わるからです。たとえば，規則的な運動によって，糖尿病，心臓病，不安，うつまたは躁のための薬が要らなくなるかもしれません（Slenzt, Houmard and Kraus, 2007 ; Barbour, Edenfield and Blumenthal, 2007）。オメガ 3 脂肪酸が豊富な食物やサプリメントのおかげで気分が改善すれば，薬の必要性は低くなります（Lin and Su, 2007）。後の章で，エクササイズと栄養について紹介します。こうした新しい情報が手に入

れば，医師は薬の調節を検討しはじめます。

もし，医師と一対一で話したくなければ，信頼できる人に同席しても
らったり，代理人として動いてもらったりすることもできるでしょう。

*

この章では，あなたにちょうど合った薬の種類と量を探し当てる難し
さについて紹介しました。しかし，あなた自身が情報を十分もって自己
主張できる消費者になることが大いに助けになります。なぜなら，医師
に何を訊ねるべきかがわかるからです。薬，服薬状況，副作用，薬の選
択肢などについて必要な情報を得れば，あなたはあなた自身のエージェ
ントになることができます。薬についてよく知れば，きちんと薬が飲め
るようになりますし，別の薬や生活習慣によって危険な相互作用が起こ
るのを防ぐことができます。薬の服薬状況を記録すると，「きちんと薬
を飲もう」という気持ちが維持されますし，症状を追跡しはじめる際に
も役立ちます。なぜなら，薬の有効性が一目瞭然になるからです。

| コラム 2

アドヒアランス —— 薬物療法と心理・社会的アプローチのクロスロード

| 安達友紀

第3章では薬物療法に関する情報を紹介しましたが，なかでもアドヒアランスは薬物療法を続けていくうえで大切です。このコラムでは，アドヒアランスの意味とそれを高める方法について説明したいと思います。また，近年の双極性障害とアドヒアランスに関する研究を紹介します。

アドヒアランスとは？

世界保健機関（WHO）は 2003 年の報告書のなかで，アドヒアランスについて次のように説明しています。

「薬を飲む，食事制限に従う，生活様式を変えるといった個人の行動が，医療従事者のすすめることと合致している程度」

(WHO, 2003)

アドヒアランスと似たものに「コンプライアンス」という言葉がありますが，背景にある考え方が違っています。最も大きな違い

は，「アドヒアランスが医療従事者のすすめに対する当事者の同意を必要としている点」（WHO, 2003）です。それに対して，コンプライアンスは，医療従事者からの「指示に従う，指示に任せる」ことを意味しています（Pippalla et al., 1997）。

　このように，アドヒアランスは，医師や看護師などの医療従事者から提示されることに当事者が一方的に従うことではありません。医療従事者が当事者のケアについて何らかの提案をし，それに対して当事者が同意するか否かを決定し，同意できる場合はそれに基づいて行動するという，双方向的でダイナミックな意味がアドヒアランスには含まれています。

　バークほか（Berk et al., 2010）は，双極性障害の服薬アドヒアランスについての研究（1996 〜 2008 年）を調べて，当事者の障害への理解と予防への動機づけの高さが服薬アドヒアランスの高さと関連していることを明らかにしました。つまりこれは，障害自体や薬の内容・副作用について十分な知識をもつことで，どのような治療をすすめていくのかを当事者自身が判断しやすくなるだけでなく，薬に対する不正確でネガティブな思い込みや，薬を飲むことへの恐怖が減ることにつながるという意味です。また，当事者に対する周囲の人たち（家族や医療従事者など）のかかわり方や態度も当事者の服薬アドヒアランスに影響するため，当事者だけでなく家族への心理教育も大切です（心理教育については第 2 章のコラム 1 を参照してください）。また，心理教育がうまくいくためには，医療従事者側が当事者の障害の重さや当事者との人間関係を考慮する必要があるとバークたちは言います。そのうえで，双極性障害と薬について当事者の知っていることや，医療従事者からの情報の伝え方に注意するよう促しています。

コラム2 アドヒアランス | 085

双極性障害の服薬アドヒアランス研究

　ゴンザレス＝ピントほか（Gonzalez-Pinto et al., 2010）は，1,831名の当事者を対象に，治療初期（治療開始後の12週間）と治療維持期（治療開始後3〜24カ月）の計2年間にわたって追跡調査し，服薬アドヒアランスに何が影響するのかを調べました。調査の対象となったのは，躁病エピソードのみ，あるいは混合性エピソードを経験している人たちで，調査開始時に薬物療法を開始したか，あるいは薬の内容を変更された人たちでした。調査の結果，治療初期から障害についてよく理解している人，服薬アドヒアランスの良い人は，治療維持期でも服薬アドヒアランスが良いことが明らかになりました。その一方で，治療初期に違法薬物を乱用したり依存したりしていた人，治療開始以前に仕事に支障を来たしていたり幻覚や妄想を体験していたりする人や，障害に合わない薬を飲んでいた人は，治療維持期での服薬アドヒアランスが良くないことが明らかになりました。

　サジャトヴィックほか（Sajatovic et al., 2011）は，服薬アドヒアランスが良くない当事者20名に対して面接調査を行ないました。その結果，服薬アドヒアランスが良くない主な原因として，55%の人が薬の飲み忘れを，20%の人が副作用を挙げました。また，当事者の3人に1人が，家庭での緊張や不快感，混乱を感じていることや，周囲の人から服薬をやめるように言われていることが明らかになりました。そのほかにも，35%の人が双極性障害について十分な情報をもっていないと感じており，25%の人が長期間にわたる服薬や（まだ出現していないものの）副作用に不安を感じていること，半数以上の人が薬代の支払いに困難を抱えていることが明ら

かになりました。ただし 95% の人は，服薬アドヒアランスは良くないにもかかわらず，治療者との関係は良好だと回答しています。

　現在の双極性障害の治療には，薬物療法は欠かせない要素です。しかし，その効果を十分に発揮するには適切な服薬アドヒアランスが必要です。このコラムで紹介したように，心理教育などの心理・社会的アプローチがアドヒアランスを高め，治療に貢献することは明らかであると言えます。

▶文献

Berk, L., Hallman, K., Colom, F., Vieta, E., Hasty, M., Macneil, C. and Berk, M.(2010) Enhancing medication adherence in patients with bipolar disorder. *Human Psychopharmacology* 25 ; 1-16.

Gonzalez-Pinto, A., Reed, C., Novick, D., Bertsch, J. and Haro, J.（2010）Assessment of medication adherence in a cohort of patients with bipolar disorder. *Pharmacopsychiatry* 43 ; 263-270.

Pippalla, R., Chmburapat, V., Duval, R. and Akula, R.（1997）Interrelationships of quality of life, compliance, clinical outcomes and life satisfaction : A cross-sectional study on hypertensive geriatrics. *Journal of Clinical Pharmacy and Therapeutics* 22 ; 357-369.

Sajatovic, M., Levin, J., Fuentes-Casiano, E., Cassidy, K., Tatsuoka, C. & Jenkins, J.(2011) Illness experience and reasons for nonadherence among individuals with bipolar disorder who are poorly adherent with medication. *Comprehensive Psychiatry* 52 ; 280-287.

World Health Organization（2003）Adherence to long-term therapies : Evidence for action. Retrieved March 29, 2012, from http://www.who.int/chp/knowledge/publications/adherence_report/en/

| 第4章
症状の引き金を見つけ気分を追跡する

　あなたの症状は何が引き金になっているのでしょうか？　それがわかれば，症状の発生や悪化を避けるのに役立ちます。症状の発生や悪化を避けることは，薬を減らすことにもつながります。双極性障害にからめとられていた自分の人生を取り戻すにつれて，あなたの治療計画は変化します。そのなかで，気分を安定させるために最も役に立つのは，引き金を見つけることと，あなたの気分を記録することの2つです。なぜなら，気分の変化とその引き金の関係を理解できれば，次のステップにうまく進めるようになるからです。もし，引き金を引いてしまったとしても，気分の安定をキープするためのステップを全部こなしているなら，引き金によって生じる気分の変化を回避することができます。そのステップとは，十分な睡眠をきちんととる，薬をちゃんと飲む，友人に助けを求める，などです。今自分がどのような気分なのかを意識しながら，気分を追跡してください。もし，気分の変化があまりに大きければ，治療者に薬の調整を求めてもかまいません。

| なぜ引き金を見つけなければいけないのか？

　何が症状の引き金になるのかを理解することは重要です。何が引き金なのかがわかれば，危険信号をキャッチできるようになり，エピソードが出はじめていることもわかります。危険信号をキャッチできれば，予防もできます。引き金がわかれば，エピソードを少なく，軽くすることができたり，自分をコントロールできているという希望をもつこともで

きます。双極性障害は人に無力感を抱かせがちですが，どんな小さなことであっても自分でコントロールできていると感じることができると，自尊心や自己効力感が高まります。また，引き金を知り，気分を追跡すると，障害に対していくらか責任がもてるようになります。それは，治療の目標と人生の目標に向かう車の運転席に座るようなものです。また，あなたのどの部分が本当のあなたらしさなのか，どの部分が双極性障害によるものなのかを客観的に区別できるようになります。そして，何が自分の症状を悪化させるのか，症状を良くするためにできることは何なのかがわかるようになります。

　自分の記録を読み返してみましょう。あなたの行動やまわりの状況と症状との間のパターンが見えてきたら，引き金が何かわかるようになります。あなたが前の章の ACTION STEP を実践していれば，症状，症状の前に起こったこと，症状の後に起きたことを細かく記録しているはずです。うつ病・躁うつ病支援連合（Depression and Bipolar Support Alliance）は，当事者に「食べ物日誌」を付けることを提案しています（DBSA, 2005）。どの食べ物で気分が変化するのか，気分の変化が食行動を変化させるのかを検討するために日誌を付けるのです。気分のバランスを取ることや症状を軽くすることに関して，食習慣や栄養がどのような役割を果たすのかについては，第8章で紹介します。

エピソードを引き起こす可能性のあるもの

　双極性障害には遺伝的な要素が強いとしても，それは双極性障害になる可能性が生まれつき高いということにすぎません。実際にエピソードが起こるのは，何らかの出来事やまわりの状況がエピソードの引き金になっている場合が多いのです。引き金のなかで，ライフスタイルに関係があるものをいくつか挙げてみましょう。

- 睡眠不足（躁の引き金）
- アルコールの過剰摂取（うつの引き金）
- カフェイン，タバコ（躁の引き金）
- 違法薬物の使用（躁・うつの引き金），コカイン（躁の引き金），抗不安薬（うつの引き金）
- 糖分の高い食べ物，不健康な食生活
- 薬の飲み忘れや乱用（処方薬・サプリメント・代替医療の薬など，双極性障害の薬以外でも）
- 抗うつ薬，興奮剤などの薬物（市販の風邪薬，食欲を抑える薬，甲状腺に作用する薬物，副腎皮質ステロイド）
- 運動不足（躁・うつの引き金）
- 不規則な生活習慣（食事・睡眠・仕事の時間が毎日違う）

　まわりの環境や状況が引き金になる場合もあります。いくつか例を挙げてみましょう。

- 強いストレス（躁・うつの引き金）
- 過度の興奮（躁の引き金）
- 月経（人によって受ける影響は異なる）
- 甲状腺ホルモンの異常
- 季節の変化やそれに伴う日照時間の変動／夏（躁の引き金），冬（うつの引き金）

　ストレスの影響は人それぞれですが，ストレスをもたらすような大きな出来事が引き金となり，躁病エピソード・うつ病エピソードのどちらかが生じることも多くあります。ストレスフルな出来事の例をいくつか挙げておきます。

- 親しい人の死
- 離婚，失恋
- 難しい人間関係
- 結婚
- 大学進学
- 子どもの誕生，病気
- 学校や仕事先での問題
- 経済的な困窮
- 仕事の変化（就職，失職）
- 引っ越し（自分のためのサポートがない新天地への引っ越し）

遺伝と双極性障害

　ストレスフルな出来事の体験のありかたには，遺伝的要因がかかわっています（Paykel, 2003）。遺伝子研究はさかんに行なわれていますが，結果がはっきりするまでは，目に見える要因に目を配りましょう。しかし，家族に双極性障害の人がいると，あなたが双極性障害になる可能性は高くなります。つまり，ある状況に対して敏感になるのです。たとえば，他の人よりも，トラウマティックなライフイベントや違法薬物の摂取などが，双極性障害の引き金になりやすいかもしれません。

引き金を理解できるようになる

　双極性障害を理解し，症状をマネジメントできるようになるまでには，とても長い道のりが必要です。しかし，前にも触れたように，エピソードの引き金を知ることで，長い道のりの一歩を踏み出すことができるのです。次の ACTION STEP で，自分の引き金を指摘できるようになりましょう。そして，エピソードのリスクを下げるために，どのような状況

第4章　症状の引き金を見つけ気分を追跡する ｜ 091

を避ければいいのか，状況をどうマネジメントすればいいのかを学びましょう。

ACTION STEP 4.1 自分の引き金に名前をつけよう

　症状が出る少し前にあった出来事やそのときの状況を，記録や日誌にリストアップしてください。注意して対処したり，避けたほうがよい出来事や状況が見えてきます。あなたにとって引き金となる状況をこれからも体験しそうなら，どうやってうまく切り抜けるかを治療者と一緒に考えてください。どのようなものであっても治療者と話し合ってください。引き金となる状況があなたにどのような影響を与えるのかを見越して，それに立ち向かう計画を立てましょう。

　ここでジャネットの例を紹介しましょう。ジャネットは長年治療を受けていますが，季節の変わり目，特に秋になると具合が悪くなり，病院に行く回数が増えることに気づきました。いったんこのことに気づくと，もっと彼女に合った治療計画を立てることができるようになりました。具体的には，毎日の運動習慣，薬の調整，光照射療法の導入などが行なわれました。日が落ちるのが早くなる時期よりも前に行動を起こすことができたので，エピソードの予防がうまくいきました。

　では，あなたの引き金を見つけましょう。記録や日誌を読み返して，症状を体験したときから数時間前，あるいは数日前の行動や状況がどのようなものであったか確認しましょう（第1章の症状のリスト（pp.37-38）を再検討しましょう）。もし日誌を付けていなければ，一番はじめに症状が出たときのことを思い出して，症状が出てくる前の状況がどのようなものだったかを考えてみましょう。そして，次に紹介する引き金のカテゴリーをバインダーのページに書き出し，一番最近に体験したその状況がカテゴリーにどのくらい当てはまるのか検討してください。引き金のそれぞれについて，どのような症状が出たのかを書いておきましょう。

一人で行なうのが難しいなら，家族や友人に手伝ってもらってください。この ACTION STEP を実践すると，あなただけでなく治療者もあなたの症状をイメージしやすくなり，症状を予防したりマネジメントしたりする十分な準備ができます。

1. 天気（雨，曇り，晴れ）
2. ストレス（仕事，家族）
3. 薬物，タバコ，アルコールの使用
4. 食生活（炭水化物，果物，カフェイン，野菜の量，食べすぎ，食べなさすぎ）
5. 社会生活（友人，家族，夜更かし）

今の時点で，あなたはご自分の引き金をいくつか書き出せているはずです。このうち 1 つでも引き金になる状況を体験しそうだと感じたら，そのときはすぐに危険信号を見つけることができますし，行動を起こすこともできます。引き金に気づいたときには，次の ACTION STEP 4.2 のチャートに気分を記録してみましょう。そして，治療者に会って，エピソードを予防するためにはどうすればよいか，アドバイスを求めてください。薬を調整してくれるかもしれませんし，症状を予防したり弱めたりできるようなライフスタイルを提案してくれるかもしれません。あなたの症状をマネジメントするために，この章の最後にある週間気分・引き金チャートを使って，日々の症状，治療内容，睡眠パターン，出来事を記録してください。このチャートによって，症状がどのような引き金によって起きているのか，どのように症状が出てくるのか，治療には何がよいのかを理解することができます。

ACTION STEP 4.2 自分のモニタリングチャートをつくろう

このチャートは，第3章の服薬記録の発展形です。次に紹介するガイドラインを参考に，チャートを1週間記録してください。このチャートは，インターネットで公開されているいろいろなチャートを組み合わせてつくられています。インターネット上のチャートは，すべてのカテゴリーが含まれているので，あなたの状況にはフィットしません。自分のオリジナルなチャートをつくったり，章末のチャートをコピーしたりしてください。

あなたが今まさにエピソードを体験しているところなら，気分や引き金をチャートに整理するようなことはしたくないかもしれません。そんなときは，気分を日記にちょっとメモするだけにしておいて，あとでチャートをつくるほうが楽です。あるいは，もっと単純化して，一番重要な情報（気分，睡眠パターン，服薬の有無，症状）だけのチャートにしてもよいでしょう。

どのようなチャートにするかはこだわる必要はありません。どのような方法でも自分の障害をより理解できるようになりますから，好きなようにカスタマイズしてください。チャートをつくることで，症状の頻度や重さを最小限に抑えるためのアクションを起こせるようになりますし，症状への対処方法も見つけられるようになります。

1. チャートをつくる ── 1週間分のチャートをつくりましょう。方眼紙，文章作成ソフト，表計算ソフト（エクセル）などを使ってください。章末のチャート4.2をコピーしてもいいでしょう。月曜日から日曜日まで，といったように，7日間をカバーできるようにつくってください。今後は，この紙をコピーして使っていくことになります。パソコンの表計算ソフトは特に便利です。必要に応じて項目を足したり減らしたりできますし，グラフやチャー

トの機能を使って，気分と引き金の関係がより見えやすくなりま
す。気づかなかったパターンを発見できることもあります。

2. 服薬を追跡する───第3章で始めたように，服薬と副作用を記
録しつづけましょう。どのような副作用でも，忘れずにリストアッ
プして，それを経験した日をXのところに書き入れます。もっと
細かく言えば，副作用の強さを0（その副作用がまったくない）
〜10（その副作用が耐えられないほどひどい状態）のスケールで
評定しましょう。副作用として体重の増加がある場合は，体重と
その増加率を知るために，毎日体重を測ってください。

3. 睡眠時間を記録する───起きるまでの時間を書きましょう。た
とえば，前の晩から8時間睡眠をとったら，今日の日付のところ
に「8」と書いてください。

4. アルコールや薬物の使用を記録する───薬物やアルコールを飲
んだら，その日の枠にXを書き入れてください。より詳しく，何
をどのくらい飲んだのか（ウィスキーを1オンス，ビールをコッ
プ1杯，グラスワインを1杯など）書いてもよいです。すでにア
ルコールの問題を抱えている場合は，特に有効です。

5. あなたのストレスレベルを記録する───"まったくストレスの
ない日"を0，"もっともストレスのある日"を10として，日常
のストレスのレベルを0〜10のスケールで評定しましょう。

6. 月経のサイクルを記録する───あなたが女性なら，月経期間中
は"日"の枠のところにXを書き入れてください。月経によるホ
ルモンの変化は抑うつ症状を引き起こすことが多く，これは双極
性障害でない女性でも同じですが，月経が影響しない人がほとん
どです。毎月のサイクルを記録することによって，生理の期間に
先行して気分の変化が生じているのか，あるいは同時に起きてい
るかを調べることができます。

7. 大きな出来事を記録する───ページのリストをながめてみて，

大きな出来事を経験したなら，その日の枠のところに X を書き入れましょう。そして，この出来事の影響を -10 ～ 10 のスケールで評定しましょう。"最も悪い影響"を -10，"最も良い影響"を 10 として評定してください。この出来事があなたの生活に重大な影響を与えていれば，もっと詳しい情報を日誌に付けてください。その出来事によってどのような気持ちになったのかを詳しく書いてください。

8. 気分を記録する ── うつと躁の体験を次のスケールを使って評定してください。気分が安定していて，バランスが取れているならば，気分の枠に 0 と付けてください。

- **躁**
1 ＝活動的／生産的である。日々の日課を維持できている。
2 ＝目標のある活動をするのにいくらか困難がある。
3 ＝目標のある活動をするのにかなり困難がある。
4 ＝活動できない，もしくは入院した。

- **うつ**
1 ＝日々の日課を維持できている。それほど病気に影響されていない。
2 ＝少しがんばってなんとか役割を果たしている。
3 ＝かなりがんばってなんとか役割を果たしている。
4 ＝活動できない，もしくは入院した。

9. 混合性症状を記録する ── 混合性の症状を経験したら，その日のところに X を書き入れましょう。第 1 章でも触れましたが，混合性症状とは，うつと躁の症状が同時に出てくることです。

10. 気分の変化の数を記録する ── その日，あなたが感じた気分の変化の回数を記録しましょう。気分が変化している最中は難しいかもしれませんが，その場合は推測でもかまいません。

11. 他の症状を記録する ―― 他の身体的・心理的な症状をリストアップし、その日の枠にXを書き入れましょう。そして、その症状が生活の支障になっている度合いを0〜10のスケールで評定しましょう。"まったく支障がない"を0、"最も支障がある"を10として評定してください。

　次のチャートは1例です。この例を使って、チャートの解釈の仕方を説明します。

| 結果を解釈する

　あなたがつくったチャートは大きな財産です。あなたの行動、引き金、気分について詳しい情報を提供してくれます。たとえば、次の例はロベルタという女性の記録です。もうお気づきかもしれませんが、記録した週の3日目（水曜日）、ロベルタは気分良く過ごしていました。彼女は、夜はよく眠れ、ストレスレベルも低かったのです。しかし、木曜日には、ほとんど眠れず、ストレスレベルも高く、少し抑うつを感じはじめています。彼女は不安になっており、飲酒してそれに対処しようとしていたことがわかります。

| パターンを探す

　このツールを使いはじめたら、毎日のパターンと毎週のパターンがないか探してください。2〜4週間行なうとコツがつかめてきます。その後は、1カ月ごとのパターンを探してください。年間のデータが得られたら、同じようにして季節ごとのパターンを探してください。季節性感情障害（SAD）の人が多いので、この点は重要です。つまり、双極性障害が日照時間の変化に反応して起こっているのです。特に9月から11月にかけて、また2月から4月にかけて、引き金や気分を記録してゆくと、季節の変化や日照時間があなたの気分に影響しているかどうか、はっ

チャート 4.2　週間気分・引き金チャート（例）

7/7/08 から 4/13/08 の週の気分と引き金の記録（日付を記入）									
薬剤 サプリメント	容量 (mg)	錠数 (1日)	1日目 月曜日	2日目 火曜日	3日目 水曜日	4日目 木曜日	5日目 金曜日	6日目 土曜日	7日目 日曜日
リチウム	300	4	4	4	4	4	4	4	4
クロナゼパム	5	2	2	2	2	2	2	2	2
副作用（0 ～ 10）									
口が渇く			0	X	0	0	X	0	0
引き金									
夜の睡眠時間			7	6	8	5	7	7	8
アルコールや薬物の使用			0	X	0	X	0	0	0
ストレス（0 ～ 10）			2	3	2	8	1	2	1
月経			0	0	X	X	X	X	X
大きなライフイベント（-10 ～ 10）			0	0	0	0	2	0	0
気分（0 ～ 10）									
躁（0 ～ 4）			0	0	0	1	0	0	2
うつ（0 ～ 4）			0	0	0	2	1	0	0
混合性症状			0	0	0	X	0	0	0
気分の変化の回数			0	0	0	3	0	0	0
他の症状（0 ～ 10）									
不安			0	X	0	3	0	0	0
健康的な行動									
運動			X	X	X	0	X	X	X

きりします。

　今探しているのは，特定の引き金と気分変化のパターンです。チャートをじっくり見て，症状を体験した日を確認してください。そして，どの引き金が症状に先行しているかを考えてください。それがわかれば，たとえば，過剰な運動を控えたり，十分な睡眠をとったり，処方通りに薬を飲むことで対処できるかもしれません。また，自分の対処がうまくいっていることがチャートから確認できれば，続ける意欲も出ますし，自分へのポジティブな感情が高まります。その気持ちが，さらに双極性障害に対するコントロール感を増すことにつながります。

　エクセルなどの表計算ソフトを使う利点は，単に紙に書いたデータをそのまま見るよりも，長期間のデータを簡単に視覚化できるという点です。表計算ソフトを使う気が起こらない場合は，方眼紙を使って記録してもよいでしょう。

　ひとつ覚えておいていただきたいことがあります。それは，あなたがどのようなことをしているときでも，同時に双極性障害の症状も経験しているということです。症状のマネジメントのためにできることは全部しているはずなのに，症状が続いているなどと言われると，大いに不満だと思います。しかし，もし，この本がすすめるセルフケアをしなかったら，症状が今以上に重くなり，もっと頻繁に出るようになることは覚えておいてください。

┃ 引き金をマネジメントする

　自分の気分と引き金を毎日記録していると，少し気が滅入ってくるかもしれません。しかし，一度コツをつかめば，毎日のチャートを5分もかからないうちに完成できるようになります。気持ちの安定と精神的健康が得られるわけですから，1日あたり5分をかける価値は十分あると思います。記録には，自分の思考や感情を徹底的に書いてもかまいませ

第 4 章　症状の引き金を見つけ気分を追跡する　｜　099

ん。症状をマネジメントできるようになると，いつもすべてのステップ
に取り組まなくてもよいように感じるかもしれません。そんなときでも，
変化の始まりを感じたときには記録を始めることにしてください。

チャートをカスタマイズする

　目標は，あなた特有の状況と関連するものを使って，あなたのニーズ
にあったモニタリングチャートをつくることです。この章のはじめに作
成した引き金リストを出発点にして，必要に応じて項目を加えたり消
したりしてください。あなたの症状や生活をあなた自身でマネジメント
できるように，このチャートはずっと使いつづけます。このチャートは，
あなた，治療者，そしてあなたの愛する人が使いこなしていく大切な情
報源です。

　たとえば，秋の季節の変わり目に混合性エピソードとうつ症状が出現
することに気づいたら，9 月いっぱいは，自分の感情や思考を注意深く
モニタリングしましょう。いつもの記録だけでなく，上の例のような
チャートへの記録も忘れないでください。気分の落ち込みがずっと続い
ていることに気づいたら，抑うつや混合性エピソードを防ぐための策を
講じることができます。引き金と症状を反映した，自分に合ったチャー
トをつくることで，あなたにとって双極性障害がどのように影響してい
るのかをもっと理解できるようになります。

＊

　あなたはエピソードの引き金を理解することの大切さをこの章で学び
ました。引き金には，あなたのライフスタイルによるもの，環境の変化
によるもの，大きな出来事によるものなどがあります。エピソードの引
き金が何なのかがわかると，それを回避できるようになるかもしれませ
んし，生活への支障が小さいうちに治療できるかもしれません。今あな

たは，症状と気分をまんべんなく記録するツールを手に入れました。そして，情報を集めたら，それを治療者と共有して，引き金とエピソードのパターンを一緒に探してください。チャートはとてもシンプルなツールですが，自分用にカスタマイズすればするほど有効性が高まり，とても役立つ情報の宝庫となるはずです。あなたと治療者は，この情報から有効な治療計画を立て，あなた特有の引き金と症状に対処することができるようになります。次の章からは，いろいろな引き金の影響を最小限にする，健康的なライフスタイルとサポートシステムに焦点を当てます。引き金がどのような働きをもっているかを理解できると，健康と安定を保つために必要なことが見えてくるでしょう。

第 4 章　症状の引き金を見つけ気分を追跡する　│　101

チャート 4.2　週間気分・引き金チャート

（　　）から（　　）の週の気分と引き金の記録（日付を記入）									
薬剤 サプリメント	容量 (mg)	錠数 （1日）	1日目 月曜日	2日目 火曜日	3日目 水曜日	4日目 木曜日	5日目 金曜日	6日目 土曜日	7日目 日曜日
副作用（0〜10）									
引き金									
夜の睡眠時間									
アルコールや薬物の使用									
ストレス（0〜10）									
月経									
大きなライフイベント（-10〜10）									
気分（0〜10）									
躁（0〜4）									
うつ（0〜4）									
混合性症状									
気分の変化の回数									
他の症状（0〜10）									
健康的な行動									

第5章
ストレスを最小限に抑える

　ほとんどの人のストレス症状は，緊張，圧倒されるような感じ，不安，怒り，葛藤，食欲の増減と体重の増減などです。これらは，電車の遅延，過剰な残業，対人関係の問題，経済状態，健康問題，人生の大きな転機などへの心理的な反応だと言えます。また，明らかに身体的な反応も生じます。肩こりや腹痛として現われる人もいれば，頭痛や筋肉痛，睡眠障害，性欲減退，疲労感として現われる人もいます。

ストレスはどこからやってくるのか？

　ストレスのほとんどは，ハイスピードの現代社会のライフスタイルから来ています。やらなければいけないことが多すぎるのに，すべてを成し遂げたくても時間が足りません。睡眠時間を削って長時間働いていると，まわりからは誉められますが，決して健康的とは言えません。慢性的なストレスは，先ほどの症状はもちろん，心臓病や高血圧などの深刻な慢性疾患につながります。もしすでに健康問題に悩まされているなら，症状を弱めて健康を保つ対処の仕方を習得することが欠かせません。

ストレスと双極性障害

　ストレスは私たちの心身に大きな影響を及ぼしますが，双極性障害を悪化させたりエピソードの引き金になったりもします。イライラして怒りっぽくなるだけでなく，重い躁症状やうつ症状にまで発展してしまい

ます。ストレス反応の大きさは，ある程度は遺伝的に決まりますが，影響を最小限にする方法を身につければ，必ずコントロールすることができます。

感情的な敏感さとストレス反応との間にはつながりがあることが，人間の研究と動物の研究の両方から明らかになっています（Bale, 2006）。また，遺伝的な素質をもっている人がストレスフルな出来事を体験すると，気分障害（うつ病や双極性障害などが含まれます）が発生することが，双子を対象にした研究から明らかになっています。そればかりでなく，気分障害をもつ人は，かえってハイリスクな環境に引き寄せられる可能性があることもわかっています（Brostedt and Pedersen, 2003）。

特に双極性障害Ⅰ型では，強いストレスを受けたり家族や友達などのソーシャルサポートが足りなかったりすると，エピソードが再燃する傾向があります（Cohen et al., 2004）。また，家族の死などの大きなストレスを受けると，双極性障害の人は入院の危険性が高まることがわかっています（Kessing, Agerbo and Mortenson, 2004）。

ストレスに対処するということは，言い換えれば，環境への反応を工夫するということです。双極性障害をもつことは非常にストレスフルなことですから，症状がひどくなるのではないかという不安を抱えることになるでしょう。しかし，心理療法と薬物療法でその不安を減らすことができれば，「もしエピソードが生じたらどうしよう」と不安にならずに，充実した今を生きることができるようになります。あなたがエピソードの真っただ中にいるなら，やがて入院しなければいけなくなるのでは，と不安になるかもしれません。入院しなければいけなくなるのか，あるいは入院しなくてもよくなるのか，自分ではまったくわからないと感じるかもしれません。しかし，ストレス対処の健康的な方法を身につけることができると，症状にもっと効果的に対処できるようになりますから，入院の可能性や深刻なエピソードを体験する可能性を減らすことができます。

ストレスへの反応

　ストレスへの反応は，多くの人に共通する点もありますし，人それぞれ異なる点もあります。心臓の鼓動が速くなったり，手のひらが汗ばんだり，頭痛がしたりなどといったことは多くの人が同じように体験するストレス反応ですが，一人ひとりのストレス反応はこうしたいくつかの反応が独自の形で組み合わさったものだと言えます。また，ストレス反応はいつも有害というわけではありません。たとえば，就職面接のときにアドレナリンが盛大に分泌されたら，頭がさえて集中できるために，面接官の印象はとても良くなるかもしれません。逆に，ストレス反応に気を取られて手が汗ばんだり集中できなくなったら，面接はうまくいかないかもしれません。大切なのは，ストレスに対して，躁病エピソードやうつ病エピソードの引き金になるような不健康な行動ではなく，健康的な方法を身につけて実行することです。

ストレスへの対処

　では，どうすればストレスにうまく対処できるのでしょうか？　ストレスに対処するには，あなた自身がストレスの源（ストレッサー）を理解して，その影響を減らす計画を立てることが必要です。次のACTION STEP は，あなたのストレッサーを特定し，これまであなたがそれにどのような反応をしてきたのかを自覚することが目的です。そして，ストレスの影響を減らすために，引き金への対処法を身につけましょう。気を楽にして取り組んでみてください。

ACTION STEP　5.1　ストレスを減らす活動に名前をつけよう

　1. あなたが穏やかな気持ちになる行動を 5 つ思い出してください。

たとえば，ビーチでのんびり過ごしたり，家族とリラックスしたり，お気に入りの喫茶店で本を読んだり，昼寝をしたり，編み物やスイミングのような趣味を楽しんだり，などです。日誌のページの真ん中に線を引き，半分に分けてください。

2. ページの左側に，あなたをリラックスさせる行動のトップ5をリストアップしてください。

3. ページの右側に，その行動を取る頻度を次の選択肢（毎日，週に数回，月に数回，月に1回，月に1回以下）から選び，記入してください。

4. あなたがストレスをやわらげるためにどのような行動を取っているのかを把握しましょう。そして，より平和で穏やかな生活にするために，どの行動を増やしたいと思うかノートに書いてください。

ACTION STEP 5.2 ┃ ストレッサーに名前をつけよう

日誌のページを開いて，真ん中に線を引き，ACTION STEP 5.1 と同じチャートをつくってください。

1. あなたがストレスを感じるさまざまな状況を思い出してください。たとえば，慌ただしく出勤や登校の準備をしているとき，混雑したバスや電車に乗っているとき，住んでいる地域の PTA やボランティアなどの活動に出なければならないとき，配偶者や子どもとの関係がこじれているとき，忙しすぎる職場環境を変えられないとき，などが考えられます。日誌の左側に，あなたがストレスに感じる状況のトップ5をリストアップしてください。

2. ページの右側に，そのストレス状況を経験する頻度を次の選択肢（毎日，週に数回，月に数回，月に1回，月に1回以下）から選び，記入してください。

3. ストレスを低く保ったり，ストレスフルな出来事の影響を抑える

ためには，どの行動を減らしたり変えたりすればよいのか，この情報を利用して判断することができます。たとえば，混雑した電車に乗ることや忙しすぎる職場環境など，状況には変えにくいものもあります。しかし，その状況に対する行動は変えることができるようになります。

ACTION STEP | **5.3** | **双極性障害へのストレスの影響を検討しよう**

双極性障害をもつ人にとって，ストレスは症状の引き金となることが多いと言えます。もしすでに症状が出ているなら，ストレスによって症状がさらに悪化するかもしれません。ご存じのように，双極性障害は人それぞれで症状が異なるので，この ACTION STEP を使って，ストレスがあなたの症状の引き金になっているかどうかを調べてください。この ACTION STEP の質問は，毎日経験するようなストレスよりも，もっと大きな出来事を取り上げたほうが答えやすいでしょう。この章の終わりのほうで，毎日体験するようなストレスへの対処方法を学びますが，ここではあなたに与えるストレスの影響を検討してください。

ACTION STEP 5.2 で挙げた，あなたがストレスに感じる状況のトップ5 を見てください。そして，5 つの状況それぞれに対して，次の質問に答えてください。

1. ストレッサーが発生する前，あなたの症状の重さはどの程度でしたか？　0 〜 10 のスケールで評定しましょう。0 は症状なし，10 は最も重い症状を意味します。

2. ストレッサーが発生してから 2 週間後，あなたの症状の重さはどの程度でしたか？

3. ストレッサーを体験した後，アルコール，タバコ，薬，テレビ，コンピュータの使用は増えましたか？

4. ストレッサーを体験した後，食欲の変化（食べる量の増減やある食物に対する偏食など）はありましたか？
5. ストレッサーに対して，何かほかに行動・感情・心理的な反応がありましたか？
6. いつものあなたに戻るまで，どのくらい時間がかかりましたか？

　ストレッサーとあなたの行動の間につながりがないか，探してみてください。「週間気分・引き金チャート」を見直したり，上記の質問に答えたりして，ストレッサーが引き金や気分とつながっているかどうか確認してください。そうすれば，ストレスによる引き金を減らしたり，リラックスできる行動を増やしてエピソードを起こりにくくしたり，ということをしたくなることでしょう。あなたがコントロールできないストレッサーへの対処方法については，この章の終わりで紹介します。

ACTION STEP **5.4** 生活のなかのストレスを減らそう

　この ACTION STEP では，あなたにとってストレスフルな状況を取り除いたり，日常生活でストレスを引き起こす行動を減らしたり変えたりするための計画を書きます。何度も見返すことになるので，ルーズリーフのバインダーを使うことをおすすめします。

　ルーズリーフのはじめの 5 ページを使って，ACTION STEP 5.2 のストレスフルな状況トップ 5 を 1 ページずつ書いてください。これから，ストレスフルな状況を過ごす時間を減らす計画や，ストレスを引き起こす行動を減らす計画を立てます。計画を具体的にするために，目標を達成するまでの道筋を細かくスケジューリングしましょう。また，達成感を味わえるような目標を設定してください。

　最初に，変化を起こすための目標を定めてください。たとえば，車の運転中に渋滞にはまることがあなたにとって強いストレスなら，運転す

るストレスを減らすことを目標にしてもよいでしょう。まず，ページの
はじめに，「私は……します」という具合に，目標を宣言してください。
たとえば，「私は，運転がストレスにならないようにします」というよ
うに。次に，目標を達成する予定日を決めてください。その日の下に，
3列のチャートをつくって，一番左の列を一番大きくしておいてくださ
い。そこには，目標を達成するための方法を書くことになります。真
ん中の列には，目標を達成する予定日を書いてください。残りの列には，
目標を達成した実際の日付を書いてください。この例なら，達成予定日
は1カ月後くらいが適当でしょう。電車やバスを使うことにして，その
時間を本や仕事関係の資料を読むことに費やしてもいいです。あるいは，
車に乗りつづける場合でも，リラックスできる音楽や語学学習のCDを
運転中に聞くことにしてもいいです。誰かと相乗りできれば，自分が運
転しないときは本を読むことにしてもいいです。上司に仕事開始時間を
少し遅らせてもらえないか頼んでもいいでしょう。フレックス通勤にで
きればストレスが減って，かえって仕事の生産性が上がるかもしれませ
ん。

　1週目の終わりに進み具合をチェックしましょう。目標達成の日程を
伸ばす必要があるか，あるいは別の目標に変えるべきなのかを検討して
ください。そのために，ルーズリーフ1枚に，あなたが立てた5つの計
画の進み具合を短くまとめたレポートを書きましょう。ACTION STEP
5.2をもう一度行なってみると，進み具合がモニターできます。1カ月間，
週の終わりごとに，次の4つの質問に答えて進み具合をモニターしてく
ださい。あなたの評価に基づいて，目標を変えてもかまいません。決め
た目標を達成するために別の目標に取り組んだり，目標達成の日を伸ば
したりしてもよいでしょう。

　1. 先週よりもストレスが少ないと感じていますか？　もしそうなら，
　　それはなぜだと思いますか？

2. 先週よりもストレスが多いと感じていますか？　もしそうなら，それはなぜだと思いますか？
3. ストレスを減らすために立てた計画を実行しましたか？　もし実行できたのなら，あなたの生活にはどのような影響がありましたか？
4. ストレスをもっと減らすために，どのような方法を使ってみたいですか？

　月の最後などのあらかじめ決めておいた日に，どれくらい目標に近づいているか確認してください。毎週確認して，目標が達成できるように積極的に行動を取るのもよいでしょう。自分で提案した方法を1つでも2つでもやってみましょう。あるいは，すべての方法を使って，広範囲から攻めてみるのもよいでしょう。先の例なら，単純に運転はやめてしまって，電車やバスを毎日使ってもよいかもしれません。あるいは，いくつかの方法を組み合わせてもよいでしょう。つまり，勤務時間を変更し，運転中にリラックスできるような音楽を聴く，などのように。1週間をひとまとまりと考えて，その間に目標に向けた行動を1つでも取り入れると，1カ月で目標を達成することができるでしょう。
　ストレスを減らすもう1つの方法は，「列に並ぶ時間」を減らすことです。この目標を達成するには，並んでいる人が少ない時間帯に用事を済ますことです。たとえば，銀行に行くなら，朝早くや夜遅くの時間帯は待ち時間が少ないでしょう。また，日曜の朝のスーパーなら，ほとんど人がいないでしょう。時間の使い方があまりうまくないと，仕事が〆切ギリギリになってしまうことも多いかもしれません。もしそうなら，毎日少しずつ仕事を進めましょう。これは双極性障害をもっている人には特に有効な方法です。なぜなら，調子の良いときにある程度仕事を終わらせることになるので，調子の良くないときに時間に追われてしまう危険性が低くなるからです。

110 | 双極性障害のための認知行動療法ポケットガイド

　どんな目標でも，1つの目標につきルーズリーフ1ページを使ってください。そして，ページの左の列に書いた，目標を達成するための方法をしっかり実行してください。そして，目標が達成された日付を右の列に書いてください。

ストレス減少計画を実行する

　あなたがどのような状況に置かれていても，計画を立て，それを実行することが何よりも大切です。「仕事のある日はこれまでより15分早く起きる」といった具合に，できるだけ単純な計画にしてください。15分早く起きるという単純な計画でも，ゆっくり朝ご飯を食べ，コーヒーを飲みながら新聞を読み，他の人が活動しはじめる前に静かな時間を過ごすことができます。早朝には，あなたの心を穏やかにする何かがあるのです。その15分で，交通渋滞を避けるために早めに家を出ることもできます。ACTION STEP 5.4のチャートを使うと，目標に向けて計画をうまく実行できているかどうか確認することができます。

ACTION STEP　5.5　生活のなかの穏やかな時間を増やそう

　このACTION STEPでは，どのような活動があなたに穏やかさや楽しみをもたらしているのかをすべて確認し，その活動に費やす時間を増やす方法を見つけます。白紙のルーズリーフを1枚用意してください。

　ACTION STEP 5.1で，あなたに穏やかさをもたらす5つの活動を書きましたが，それを白紙のページに書き写してください。そして，その活動に費やす時間を増やす計画を立ててください。たとえば，友達と一緒に過ごすことが好きなら，友達と会う時間がないと思ったとしても，次の週に会えるかどうかを電話やメールで友達に尋ねてみてください。「そんな時間はない」とあなたは思うかもしれませんが，スーパーやク

リーニング屋さんに行くような用事を同時に済ませることができるかもしれません。お酒やコーヒーを飲みに行くことはできないかもしれませんが、一緒に運動して健康的な時間を過ごすことはできるかもしれません。お互いの家で夕食を作り合うのも良い方法です。洗車場で待ち合わせて、車を洗いながら話すのもよいでしょう。状況に応じて、こうしたことを月1回か週1回実行してください。そして、一緒にいて楽しいこと、会えなくて寂しかったこと、もっと会いたいことをその友達に伝えてください。

- 自分のための時間をつくる ―― あなたにとって穏やかさをもたらす活動は1人でできることなのに、家族や仕事のせいでできなくなっているなら、時には自分の要求を最優先してみましょう。たとえば、あなたは散歩が好きだとします。しかし、家族に夕食を作って子どもを寝かしつけてからでないと自分の時間が取れないなら、その後で散歩に行きたくても、もう疲れてしまっているでしょう。しかし、1日のなかで散歩に費やせる時間はないか、自分に問いかけてみてください。たとえば、子どもたちが起きる前や、会社の昼休みはどうでしょう。週2回ぐらいは夫に夕食を作ってもらって、子どもたちを寝かしつけてもらい、夕食の後で散歩に行くことはできないでしょうか。他の約束を断ったり、大切な人に手伝ってもらったりすることになるかもしれませんが、リラクセーションやストレスの緩和を最優先にすることは、時によってはとても大切なことなのです。

- 気分を良くする ―― 気分を良くする活動の数を増やす計画を立ててください（ACTION STEP 5.1 をもう一度見てください）。目標を定めたら、次は具体的にどのようなことをするのか決めてください。月1回、友達に会うことにしますか？　平日は毎日散歩に行くことにしますか？　週3回昼休みに散歩に行くことにしますか？

成功の秘訣は，達成可能で簡単な目標を定めることです。

　穏やかさをもたらし，ストレスをやわらげる活動の数を増やしてみましょう。何か1つのことを週1回行なうのでは物足りず，週2回行なってみようと思う人もいるでしょう。もしそうならば，カレンダー，スマートフォン，手帳などを利用して，ストレスのかからないように活動の予定を立てましょう。活動には少なくとも30分はかけることを勧めます。

　その活動の後は，どのくらいストレスの強さや気分に影響したのか日誌に書きとめて，その効果がどれくらい持続しているのかも確認してください。次の日も良い気分が続いていることに気づくかもしれません。

- 進み具合の評価 ——— 1週目の終わりに進み具合をチェックしましょう。予定通りに達成できないような非現実的な計画を立てていないか，方法を変えたほうがよいかどうか，などを検討してください。どのくらいうまくいっているのかを短くまとめて日誌にレポートを書いてください。ACTION STEP 5.4 で挙げた4つの質問をあなた自身にしてみましょう。

- 計画の変更 ——— 自分の評価をもとに，目標や方法を変更してもかまいません。方法を実行するのが難しかった場合は，目標に向けてゆっくりと小さなステップを踏むような計画に変更する必要があります。そして，次の週の目標をもっと具体的に定めてください。ただし，新しい計画を試したほうが簡単な場合もあります。

ストレスをやわらげるその他の方法

　毎朝，リゾートの砂浜で目が覚めて，新鮮な果物とココナッツで味付けした魚を食べるだけでよいのなら，それはとても素晴らしいことです。しかし，それは99.9%の人にとって単なる空想にすぎません。現実世

第5章 ストレスを最小限に抑える | 113

界では，ストレスは日常生活の一部になっています。次にご紹介するの
は，ストレスの影響を減らすコツです。このコツを参考にすると，あな
たがここまでの ACTION STEP で考え出した方法をもっと使いやすくで
きるはずです。

はっきりと限界設定をする

　他の人からあなたの時間やエネルギーを求められたとき「ノー」と言
いづらいなら，次のような簡単な台詞を練習してみましょう。「ごめん
なさい。声をかけてくださったことは光栄ですし，本当に私ができたら
よいのですが，今は時間がないのでちょっと無理なんです。やるなら
きちんとしたいので……。ほかに誰かできそうな人がいたら，あなたに
紹介します」。これを鏡の前や友達の前で声に出して言ってみましょう。
限界設定ができるようになると，時間の使い方がうまくなります。ここ
でいくつかのステップを紹介したいと思います。

1. あなたの身体的反応や感情的反応に注意を払ってください。誰か
   があなたの時間がほしいと言ってきたとき，息苦しさ，困惑，怒り，
   腹ただしさを覚えるなら，それは「ノー」と言うかどうかを一考
   するためのサインだと考えてください。

2. 他の人に対して限界設定をする必要があるなら，自分の置かれた
   状況に対して怒るのではなく，しっかりとした態度で，かつ穏や
   かに発言しましょう。つまり，相手と真っ直ぐに向き合い，相手
   の目を見ながら発言しましょう。

3. 限界設定をした後は，行動でその限界を維持しましょう。たとえば，
   ある仕事を引き受けられないと同僚に伝えたなら，「ノー」と言っ
   たことを後悔しても，後戻りしたり，ちょっとならやってもいい
   と再提案したりしないでください。自分で設定した限界を守りま
   しょう。

4. 限界設定に慣れていないと，最初は恐れたり，恥ずかしくなったり，罪悪感を抱いたりするものだということは覚えておいてください。これは普通の反応ですし，場数を踏めば必ず慣れていくものです。

5. 協力的な友達がいると，限界設定がうまくなります。不都合がなければ，友達に「限界設定の相棒」になってもらい，「限界設定の技術を高めるチーム」を組みましょう。

ストレスに最も効く薬——運動

　ストレスをマネジメントするのに，おそらく最も効果的な方法は運動です。運動は，ストレッサーを処理するためのエネルギーを与えてくれるだけでなく，ストレスで生じた緊張のはけ口を与えてくれます。また，運動をすると自然に気分を高める化学物質が増加し，健康的な方法でストレッサーを処理する準備が整います。ストレスを感じているときは，時間よりエネルギーのほうが必要になります。エネルギーが強まると，新しい情報に焦点を当て，集中し，処理するための力が高まるので，生産性も高まり，結果として気分も良くなります（運動のプログラムを始め，続ける方法については第7章で紹介します）。

　ストレスの対処に特に効果的な運動は，ヨガとウォーキングです。ヨガは，穏やかにリラックスする運動です。深呼吸やストレッチを通じて，身体の調子を整えて強くし，ストレスを処理するための方法を教えてくれます。ウォーキングは場所や時間を選びません。ストレスフルな出来事の後で，数分間ウォーキングするだけで，落ち着きと穏やかな気持ちを取り戻すことができます。履き心地の良いシューズを車のなかや会社のロッカーに置いておくと，いつでもウォーキングできる心構えができます。ウォーキングで，新鮮な空気を吸って新陳代謝を活発にし，カロリーを消費してストレスを減少させましょう。

毎日の適切な栄養がストレスを遠ざける

　新鮮な果物や野菜をとってバランスの取れた食事をすると，身体がストレスに対して健康に反応できるようになります（栄養については第8章で詳しく紹介します）。運動と同じように，適切な栄養をとれば重い病気を予防できますし，オメガ3脂肪酸によって気分を高めることもできます。

夜にたっぷり睡眠をとる

　夜にたっぷり睡眠をとると，集中力や生産性が高まり，イライラがやわらぎます。休息が十分なら問題の解決がずっと楽になり，ストレスフルな状況でも欲求不満が起きにくくなります。疲れた子どもを見るとよくわかります。睡眠が足りないと，どのような課題でもやり遂げることが難しくなり，適切にふるまうこともできません。睡眠は，双極性障害をもつ人にとって特に重要なので，次の章で詳しく紹介することにしましょう。

人間関係をつくり維持する

　ストレス緩和を進めるために，家族や友達からのサポートを求めましょう（第9章でより詳しく「サポートシステム」について説明します）。サポートシステムをもつということは，ストレスを感じたときに話ができる誰かがいるということです。欲求不満，怒り，不安などは，ストレスの一因になります。話をすることは，そのような抑圧された感情を取り除くのに有効です。また，あなたの愛する人は，新しい物の見方をもたらしてくれるでしょう。ストレスの原因を別の角度から見ることができるようになります。

　サポートシステムは，毎日行なわなければいけないことを手助けしてくれますから，あなたがすべきことは少なくなり，やりたいことに取り組めるようになります。たとえば，あなたにもし子どもがいるなら，あ

なたの自由になる時間を増やすために，他の家族に子守りを頼んでもよいでしょう。

前もって計画を立てる

　素晴らしいストレスマネジメントのテクニックを知っていても，たまには嫌な日がやってくるものです。ですから，先々ストレスがたまらないように，前もって計画を立てておくことをすすめます。特に双極性障害をもつ人は，思わぬ出来事で気分が揺れてしまうことがあるので，前もって計画を立てておくと，重要な仕事や日課を〆切までにできそうかどうか確認できます。そうすれば，突然のエピソードに備えることができます。また，エネルギーにあふれているときに，最大限に生産性を発揮する習慣を身につけることができます。

　エネルギーがあるときは，いろいろなことを順調に保って，早めに仕事を完成させておいてください。すると，エネルギーが弱まっても，仕事が終わっていないことで打撃を受けずにすみます。想定外のストレッサーや不安は，エピソードをとても引き起こしやすいのです。前もって計画を立てると，そうしたストレッサーを減らすことができます。また，あなた自身の時間，運動の時間，家族や友達のための時間，それぞれの予定を立てることもできます。生活するうえで，何に対してどのくらい時間をかけようとしているのかがわかると，今自分が優先しているものが何なのか，はっきりします。自分のために時間を使って，自分を大切にしてください。

　ここで，前もって予定を立てる方法をいくつか紹介しましょう。

- 請求書が届いたときは，可能ならネットバンキングの支払いにしましょう（支払いの日取りをゆっくり決めることができるからです）。
- 〆切のある仕事には，1日に1時間を使うように計画しましょう。〆切前日や前夜に仕事をたくさん残しておかないためです。

第5章　ストレスを最小限に抑える　|　117

- 車で出かけるときは，一度でできるだけ多くの用事を済ませられるように計画しましょう。時間やストレスを省くだけでなく，駐車料金やガソリン代を節約することにもなります。たとえば，スーパーに行くなら，薬局や銀行，クリーニング屋の近くにある店を選ぶと便利です。1カ所ですべての用事を済ませられるからです。

- 用事がはっきりしているときは，前もって相手に電話をかけておきましょう。そうすれば，待ち時間がかなり省けます。たとえば，クリーニング屋に前もって電話しておけば，店の人があなたが預けていた服を探す時間を減らせます。携帯電話にお気に入りのテイクアウトの店の電話番号を登録しておくのもよいでしょう。そうすれば，注文を伝えるのが簡単になり，待たずにすみます。

- 車を使わず歩きましょう。用件が3キロ以内で済むなら，駐車場を探したり待ったりするより歩くべきです。このときも，相手には前もって電話しておき，足に合ったウォーキングシューズを履いて出かけましょう。

- 気分が落ち込みはじめ，仕事をやり遂げるエネルギーがないと感じたら，サポートシステムに助けを求めてください。これは，ストレスを減らしエピソードが重くならないように助けを求めるということです。

自分に優しくする

　ストレスがたまったら，自分に優しくしてください。ストレスを感じたら，あなたにあなた独自の楽しみを与えましょう。ペディキュアを塗るのが楽しみな人のなかにも，自分で塗るのがいいという人もいれば，プロに塗ってもらうほうがいいという人もいるでしょう。ゆっくりお風呂に入ること，顔の手入れをすること，マッサージをしてもらうことが楽しみだという人もいるはずです。ストレスを感じているときは，特別で贅沢な気分にしてくれるものなら何でもいいのでやってみましょう。

先ほども述べたように，自分のために時間を使う予定を立ててください。心の健康には，それだけの価値があるからです。

生活を組み立てたり決まりをつくる

生活を組み立てたり決まりをつくったりすることはストレスを減らします。なぜなら，そうすることであなたの身体が自動操縦されるからです。たとえば，家を出る準備ができたあとに鍵を探しまわった経験のある人は多いでしょう。遅刻しそうなときは，ドアの近くに鍵をかけるフックをつけておけば，ストレスの原因を1つ減らすことができます。女性なら，バッグを替えるのは平日ではなく週末にしたほうが，大切なものをすべて移し替える時間が十分に取れます。また，携帯電話や子機を探しまわるのもよくあるストレッサーですが，通話したら子機をもとに戻したり，携帯電話を同じ場所においておいたりすることで容易に解決できます。決まりが新しいことへの不安を減らすのです。このことは，生活の変化や新しい経験を否定しているわけでは決してありませんが，一度決まりごとにしてしまえば，エネルギーをあまり必要としなくなりますし，不快な驚きを減らすことになるので，ふとしたストレスを結果的に減らすのです。

瞑想する

瞑想はその瞬間にストレスを解消する素晴らしい方法です。ストレスフルな出来事の結果，不安が生じることもあります。瞑想のテクニックはそうしたときに特に役立ちます。瞑想について詳しく書かれた本はたくさんあります。1冊くらいはあなたの近所の図書館にもあるでしょうから利用してみてください。

ここで最も簡単な瞑想法を1つ紹介したいと思います。それは，ただ「自分の呼吸に集中する」ことです。ゆっくり息を吐き，鼻から長く深く息を吸い，そして口から息を吐きます。心のなかで，息を吸うときに5秒間数えましょう。1ポテト，2ポテトと数えはじめ，5ポテトになる

まで続けます（「ポテト」と言うのにほぼ1秒かかります）。そして同じ方法で数えながら5秒間で息を吐き出しましょう。これを5セット行ないます。そうすると，心臓の鼓動がゆっくり落ち着いてくることに気づくはずです。そして，状況をどう解決すればよいのかを楽に考えられるようになっていることに気づくでしょう。この方法によって，ストレスによる不安が生じにくくなります。静かな場所に座って，かつての平穏なひとときを思い出してください。

リラックスする環境をつくる

　できるだけ落ち着ける環境をつくりましょう。たとえば，壁を青色に塗れば，部屋に入るたびに落ち着くことができる人もいます。好きな場所の写真を壁に貼ったり，机のそばに置いたり，財布のなかに入れたりしてもよいですし，パソコンのスクリーンセーバーに設定してもよいでしょう。ロウソクをつけることもストレスを減らす良い方法です。明るい照明が必要でないときはロウソクを使ってみるのはどうでしょう。ロウソクの明るさには温かみがあるので，とてもリラックスすることができます。ただし，生活の導線や，燃えやすい繊維，植物から離れた安全な場所で使って，寝る前や外出前にはロウソクを忘れずに消してください。

　アロマテラピーもストレス解消に良いと言われています。カモミールはお腹や心を穏やかにすることが知られています。ラベンダーやイランイランノキの香りも同様です。家庭用品や入浴剤を売っている店ですぐ手に入ります。会社に置いておくこともできますし，自分の枕に少したらしてもよいでしょう。部屋やバスルームに香りを漂わせるために，ロウソクやエッセンシャルオイルに入れて使うこともできます。また，カモミールなど食用ハーブのお茶もストレス解消に役立ちます。

　観葉植物や花を目にするのもリラックスできます。ですから，田舎は心の健康のケアの設備が整っている場所だと言えます。植物をいくつか

手に入れ，窓の下や見えやすい場所に置きましょう。植物は世話をし，見ることで成長していきます。咲いた花が安らぎや満足感をもたらし，リラックスできる環境を与えてくれるでしょう。アフリカスミレ，サボテン，オリヅルラン，ゼラニウムなどは，うつ病エピソードのために手入れができない時期があっても枯れることはありません。

　金魚鉢もリラックスできる環境には適しています。病院や歯科医院で金魚鉢を見たことがある人は多いでしょう。泳ぎまわる金魚を見ていると気晴らしになり，気を紛らわせてくれます。金魚も簡単に世話ができるのでおすすめです。

｜ 何もしない日を計画に入れる

　パジャマを着たまま1日過ごしてみましょう。パジャマを着て，好きなインドア活動以外何もせずにその1日を過ごすのです。電話の電源は切って，本を読んだり，編物をしたり，工作をしたりしてリラックスしましょう。また，簡単でおいしい料理を作るのに夢中になるのも悪くありません。こうした行為は怠惰に見えるかもしれませんが，うつに身をゆだねているのではなく，意識的な行為なのです。しかし，もし自分が落ち込んでいると感じるなら，こうした活動はやめておきましょう。現実生活に戻ることが難しくなってしまうからです。

｜ 電源オフの日を計画に入れる

　何もしない日をさらに発展させて，電話，テレビ，ラジオ，コンピュータなどのスイッチを切る日を計画に入れましょう。新聞は無視しましょう。なぜなら，すべてがもう過ぎ去ったことだからです。情報を取り入れたり自分以外の人の意見や考えに責め立てられたりする時間が多すぎるのです。自分の内なる声を聞くためには，外部からのスイッチを切り，メディアの猛襲というストレスから解放される時間を脳に与える必要があります。

「逃走の日」を計画に入れる

　最後に，多くの人にとって役に立つ方法を紹介しましょう。それは，自分の家や町から逃げ出すことです。1日か2日だったら，いつもの環境から逃げるとしてもお金や時間はあまりかかりません。1日を海辺で過ごしたり，山にハイキングに行ったり，郊外のバザーで過ごせばよいのです。車に毛布を積んでおいて，天気の良い日に好きな場所にドライブに出かけましょう（混んでいない時期ならなおさらです）。毛布の上に座り，時間や波や目の前を通り過ぎる人々に目を向けてみてください。

　これ以外にも，あなたは自分を落ち着かせる方法を知っているはずです。どのような方法でもよいので，生活のなかでストレスが多くなったと感じたときは，その方法を使ってください。ストレスが少ないときでも，ここに挙げたような方法を実行すると，問題をうまく予防することができます。心理的健康を維持するために大事なことは，治療することではなく予防することなのです。予防はいつ始めても遅すぎることはありません。

心理療法

　たいていの場合，ストレスフルな状況自体ではなく，どのようにストレスに反応するかということが問題になります。ストレスフルな出来事に対する反応を変化させるにはどうすればよいか，たくさんの研究がされてきました。そのなかでも認知行動療法（CBT）は，成功しているもののひとつです。CBTは，生活上の出来事に対する考え方や反応の仕方を変化させるためにとても有効です。CBTは問題となる行動を変化させるだけでなく，ストレスフルな状況で考えていることに着目し，自分自身に対するメッセージの変化を促します。

　たとえば，失業した人は不安やストレスを感じます。なぜなら，自分

は失敗した人間であり，自分の能力や利益にかなった仕事をもう見つけることができないと思い込むからです。新しい仕事に応募してもうまくいかなければ，恥の感覚や苦痛を経験してしまいます。それを恐れて，新しい仕事探しをためらうかもしれません。CBT は，あなた自身に対するメッセージを探し出し，それを理解し，変化させていくことを教えてくれます。日常生活のさまざまな経験を見直し，慢性的なストレスを減らす新たな行動を学習し，実践する手助けをします。たとえば，次の仕事でもっと成功するために，上手な時間管理のテクニックを身につけて実践していくことを治療のなかで行ないます。

*

　この章では，生活上のストレスが身体的，感情的，心理的な影響をもたらすことを学びました。ストレスは双極性エピソードを引き起こしたり，悪化させたりします。ストレスがどのようにエピソードを引き起こすかがわかると，ストレスを予防・管理できるようになり，生活全般をコントロールできるようになります。ストレスには多くの対処法があります。また，ストレスを管理するには考え方や行動の変化が必要です。あなたは，主なストレッサーや上手な対処法を知る ACTION STEP を実行してきました。また，対処法の豊富なリストを手に入れました。このリストを使えば，ストレスの影響を最小限にし，双極性障害の症状が生じる可能性を減らすことができます。

第6章
たっぷり睡眠をとる

2004 年 2 月 17 日火曜日
あぁ，躁の波がきている。朝 3 時半，私は部屋を掃除した……とてもイライラする。あくびも出ない。掃除をして，洗濯をした。そして今は午前 4 時半。腕立て伏せと腹筋運動をしている。

　これは私自身の日記です。もしあなたが双極性障害だったり，躁の経験があるならば，あなたにもわかっていただけることでしょう。躁のもつ創造的で生産的な面が魅力となり，「もっとエネルギーが欲しい」と願い，危険な不眠へとおびき寄せられることは珍しくありません。しかし，躁をうまく利用しようとするのはとても危険です。睡眠が不足すると脳に重大な機能不全を引き起こすので，入院にもつながりかねません。睡眠は不足しても過剰になっても気分を悪化させます。
　多くの双極性障害の人にとって，規則正しく睡眠をとることは現実的ではないように感じられます。規則正しい睡眠をとることなど，夢物語のように思えるかもしれません。しかし，本当は可能なのです。信じてください。他の人より遅く床について，結果的に朝がしんどくなる人も多いでしょう。あるいは，まったく睡眠をとらなくても元気でいるかもしれません。もっとひどいケースでは，うつのせいでずっと眠ったままの人もいます。睡眠はいろいろな形であなたの敵になります。躁のときは睡眠がほとんどなくなるかもしれませんし，うつのときは寝すぎたり，まったく寝られなくなる場合もあります。

不眠症

　実を言うと，ほとんどすべての人は，一生のうちに一度は不眠症を経験しています。しかし，不眠症が慢性的になると，仕事や日常生活をこなす力が落ちたり，事故の危険性が高まったり，イライラがつのったりして，生活の質に影響を与える可能性があります。

不眠症の原因と症状

　不眠症の症状とは次のようなものを指します。眠りにつくことが困難である。夜中頻繁に目が覚める。すぐに目が覚めて，そのあともう一度寝ることができない。一日中疲れを感じる。毎朝頭痛がする。イライラが続く。こうしたことは，赤ちゃんを育てた経験のある方は簡単に想像できると思います。

　不眠を引き起こす原因には，ストレス，日常習慣が急に変化してしまうこと，明るすぎる光，カフェインやアルコールの摂りすぎ，寝心地の悪いベッド，そばにいる人のいびき，高地への引っ越し，子どもや年老いた親の世話などがあります。しかし，こうした状況がもとに戻れば，睡眠もたいていもとに戻ります。

双極性障害と不眠症

　不眠症と双極性障害は皮肉な関係にあります。遅くまで起きていたり，徹夜したりすることが不眠症（眠りにつけなくなること）を引き起こしたり，睡眠不足が双極性のエピソード，特に躁病や軽躁エピソードを引き起こす可能性があるのです。双極性障害をもつ人は，睡眠を規則正しくする体内時計（サーカディアンリズム）の変化に敏感なことが多いのです。この変化は，日常生活の習慣の大きな変化や季節の変化によって引き起こされます。

不眠症に併発する問題

双極性障害に加えて，その他の気分障害や不安障害は，不眠症の原因になるだけでなく，睡眠不足によって悪化します。不眠症のその他の原因には，むずむず脚症候群，睡眠時無呼吸症候群，パーキンソン病，アルツハイマー病，さまざまな身体的病気による慢性疼痛などがあります。そのため，隠れた病気を治療するとよく眠れるようになることもあります。また，不眠症を引き起こす薬は多くあります。たとえば，経口避妊薬，風邪薬，食欲抑制剤，いくつかの精神安定剤，コレステロールや高血圧を下げるための薬などです。

睡眠習慣

不眠症は，次のような好ましくない睡眠習慣によって引き起こされることもあります。

- 日中に長い昼寝をとる。
- 寝る前に過剰な活動をする。たとえば，頭脳労働をする，運動する，どんちゃん騒ぎをする，刺激的な映像を観る。
- 睡眠以外のことをベッドでする。たとえば，テレビを観る，本を読む，文章を書く。
- 寝る直前にアルコールやカフェインをとったり，タバコを吸ったりする。

規則正しい睡眠・覚醒スケジュール

双極性障害をもつ人は，規則正しい睡眠・覚醒のスケジュールを維持する必要があります（Srinivasan et al., 2006）。双極性障害の再発予防のためには習慣的な行動が重要で，逆に睡眠不足が将来の気分エピソードの危険因子や前兆になる（Bauer et al., 2006；Umlauf and Shattell, 2005）ので，

睡眠パターンを一貫させることは双極性症状のマネジメントや再発予防のためにとても大切なのです。

睡眠不足が引き金になってうつ症状が生じることが明らかになっており，睡眠のマネジメントが治療法のひとつとして勧められています（Perlman, Johnson and Mellman, 2006）。また，仮に精神障害がなくても，不十分で質の悪い睡眠は自殺の予測因子であることがわかってきました（Goodwin and Marusic, 2006）。

ACTION STEP **6.1** 睡眠時間を記録しよう

第4章の週間気分・引き金チャートに，あなたの睡眠時間数を記録しましょう。「引き金」のセクションに睡眠の列があるので，そこに毎朝，前夜の睡眠の時間数を記録します。睡眠の正しい合計時間が必要なので，もし真夜中に起きてしまったらその時間を差し引いて書いてください。少なくとも1カ月は睡眠時間数を記録してください。あるいは，週間気分・引き金チャートを使っている間は，睡眠を記録しつづけてください（症状や処方に変化があったときは，症状と引き金のマネジメントを見直す必要があるので，再び1カ月は記録を取ってください）。

睡眠リズムの変化は，症状より前に生じる場合も，同時に生じる場合もあります。また，エピソードの始まりを意味する場合もあります。睡眠パターンを追跡しておくと，治療者は睡眠のさまざまな問題に対する治療計画を立てることができます。もしエピソードの始まりを感じたら，自分の睡眠をモニタリングしたり，不眠症や乱れがちな睡眠リズムに対処したりする適切な手段を講じてください。すると，それがエピソードをやわらげたり防いだりすることがわかるはずです。

睡眠習慣を検討するために，単に週間気分・引き金チャートに睡眠時間数を記録するだけでなく，もっと詳しく記録を付ける場合もあります。次の記録はその一例です。時計をベッドの隣に置いておくと便利です。

チャート 6.1 の週間睡眠記録を毎朝埋めてください。

1. 8 列のチャートをつくります（チャート 6.1 を参考にしてください）。
2. 曜日と日付を書きます。
3. 睡眠をモニタリングしはじめる最初の夜は，ベッドに入った時刻を記録します。
4. 翌朝起きたら，前日の夜に眠りについた時刻を記録します（15 分から 30 分程度の細かい時間は正確にはわからないと思いますから，推測で記録してください）。
5. 前日の夜に目が覚めた時間を記録します。ベッドの近くにペンとバインダーを必ず置いておくようにして，目が覚めた時間や睡眠にまつわるトピックをメモしてください。
6. 翌朝起きた時刻を記録します。
7. 眠っていた時間から目が覚めた時間をすべて引き算して，睡眠時間数を計算します。
8. 次に，睡眠の質を 0 から 10 のスケールで記録します。ぐっすり眠ったら 0，悪夢を見たり，ゴロゴロと寝返りを打ったり，夜中に何時間か起きたりしていたら 10 です。

　どのような理由であっても，夜中に目覚めてしまうことが続くなら，治療者とそのことを話し合ってください。もし不眠のせいで昼間がつらいなら，それも治療者と話し合ってください。トイレに何度も起きるのは単に水分の摂りすぎなのかもしれませんし，薬の副作用なのかもしれません。たとえば，頻尿はリチウムの副作用のひとつですが，その場合は，いったんトイレに起きたら，そのあとで再び眠りにつくことが難しいかもしれません。どのような場合でも，不眠にまつわることはすべて治療者と話し合ってください。治療者は不眠に関係するあらゆる要因を調べ，あなたの安眠の手助けできます。

128 | 双極性障害のための認知行動療法ポケットガイド

チャート 6.1　週間睡眠記録

曜日	日付	ベッドに入った時刻	入眠した時刻	起きた回数	起床時刻	睡眠時間数	睡眠の質
日曜日							
月曜日							
火曜日							
水曜日							
木曜日							
金曜日							
土曜日							

　週間気分・引き金チャートを使って，睡眠のモニタリングを習慣的に行ないましょう。しかし，過眠や不眠など，すでに睡眠に問題を抱えているときは，週間睡眠記録を付けてください。あなたの睡眠をもっと詳しく観察して，問題をよく理解し，睡眠習慣を変えていったほうがよいからです。次の ACTION STEP を参考にしてください。

ACTION STEP　6.2　好ましくない睡眠習慣をやめよう

　一般的な成人は毎晩 7 〜 8 時間の睡眠を必要としていますが，あなたに必要な睡眠時間数はどのくらいでしょうか？　躁状態で睡眠が必要でない場合は例外ですが，もし目覚めたときに体が楽だと感じるなら，それがあなたに必要な睡眠の時間数です。もし，ほとんど眠れないなら，症状が出てきていると考えてよいでしょう。誰であっても 6 時間以下で

は不十分だと覚えておいてください。この ACTION STEP は，習慣的に健康的な睡眠習慣を獲得するためのものです。

　もし，夜間に 6 時間以下の睡眠しかとれない状態が続くのなら，双極性エピソードの可能性があります。まず，好ましくない睡眠習慣行動と，不眠症のその他の原因のリスト（pp.124-125）を見直しましょう。あなたにとって問題になっている行動と原因を書き留め，そのなかから改善させるものを 1 つ選びましょう。次に，1 カ月でこの行動を変化させるための目標を設定しましょう。バインダーのページの一番上に目標を書き，この行動をなくすためにできる行動を 3 つ以上書いてください。そして，ページの残りに縦線を引いて 2 つに分け，1 つ目の列には日付を書き，2 つ目の列にはこの行動を変えるための行動を書き留めます。好ましくない睡眠習慣がなくなるまで，毎日書き留めてください。うまくいったら，別の行動に取り組みましょう。

　たとえば，寝るべき時間に寝室でテレビを見る習慣があるなら，テレビの時間数を毎晩 15 分だけ減らして 1 週間過ごしてみるのは良いアイディアです。次の週は，寝室からテレビを移動させる決心がつくかもしれません。別の部屋にテレビを移動させたら，テレビの前では寝られないことがはっきりするので，次は規則正しい睡眠時間を設定することになります。このような新しい習慣を獲得するまで続けましょう。

　不眠に関係する行動やその原因を治療者と話し合うことはとても役に立ちます。治療者は解決法を提案してくれるでしょう。午後のカフェイン摂取を減らす，晩酌をやめるなどの単純なことで，睡眠が改善する場合もあります。もし身体的な病気がないのに 1 週間で 1 日以上，9 時間以上の睡眠をとっているなら，その原因について治療者と話し合ってください。抗うつ薬や睡眠薬の過剰服用が原因になっている可能性があります。

不眠症の治療

不眠症の主な治療法は，行動プログラム，薬物療法（市販薬，処方薬，漢方など），睡眠衛生の改善などです。ここでは詳しく紹介しませんが，行動プログラムには認知行動療法（CBT ／第 2 章で紹介しています）や，リラクセーション，瞑想法などがあります。睡眠薬はベンゾジアゼピン系の薬物が使用されており，マイスリー®（ゾルピデム），ハルシオン®（トリアゾラム），ルネスタ®（エスゾピクロン）などがあります。鎮静効果をねらって，セロクエル®（クエチアピン）などの抗精神病薬が処方されることもあります。

不眠症の治療は，睡眠に関連する行動を変えるのが一番手っ取り早い方法です。もしあなたが考えた方法がうまくいかなかったら，治療者と他の方法を考えてください。この章はあなたがコントロールできる行動に焦点を当てますが，その行動は生活をコントロールし，生活を変える気にさせる力をもっているのです。

良い睡眠習慣

良い睡眠習慣には，眠りにつくこと，眠りつづけること，朝目が覚めたとき疲れが取れていると感じること，などを促進する次のような行動が含まれます。

- 眠くなったときにベッドに入る（ただし，躁病エピソードの場合は除く）。
- 良い睡眠がとれる環境をつくる。たとえば，気が散らない暗い寝室（雑音が少なく，明かりがやわらかく，涼しい場所）など。もし必要なら，睡眠マスクや目隠しを使う。

- カフェインなどの刺激物を含む食べ物，飲み物，市販薬を避ける。
- 就寝の 2 時間前はアルコールやタバコを避ける。
- カフェイン摂取（チョコレートや緑茶など）を減らす，あるいは摂らないようにする。可能であれば午後にカフェインを摂取しない。
- （夜ではなく）昼間や早朝に定期的に運動する。
- 身体的，心理的にリラックスするために，行動的技法やリラクセーションの技法を使う。深呼吸や瞑想なども使える（第 5 章を参照）。
- 夕方頃から夜のうたた寝を避ける。
- 就寝前はこってりした食べ物を避ける。
- リラックスできるような行動を就寝 1 時間前までにする習慣をつける。たとえば，読書，裁縫，編み物，模型造り，テレビ鑑賞など。
- タンパク質をたくさん含む夜食（たとえば，チーズやナッツなど）をとらない。
- 就寝直前に水分を摂らない。ただし，薬の副作用で脱水症状がある場合は除く。就寝前に水分を摂ると，夜中にトイレに行くはめになります。ただ，十分に水分を摂らないと，薬によっては毒性があったり，口が渇いたりなどの副作用を引き起こす可能性があります。そういう状態を体験すると，薬物療法が嫌になってしまうかもしれません。
- ベッドは睡眠のためだけに使う（ベッドの上で物を食べない，本を読まない，ノートパソコンを使わない，テレビを観ない）。
- 部屋の温度は低くしておく。体温が低いほうが深い睡眠をとれるからです。
- 習慣的な起床時間を定める。これは利益の大きい方法です。毎日(週末もです) 同じ時間に起きて，明るい光を浴びてください（たとえば，カーテンと窓を開け，寝室に太陽の光を入れる）。この日課は，サーカディアンリズムを整えるのに有効で，気分の安定を維持するためにも大切なことです（Jones, 2001）。

もし，ここに挙げた方法がどれもうまくいかなければ，ベッドからすぐに出て，ほかのことをしてください。そのあとで，もう一度寝つけるか試してみましょう。

良い睡眠習慣を維持するには，ベッドや寝室を睡眠と結びつけることが目標になります。つまり，一度ベッドに入ったら眠るように条件づけるのです。上述のガイドラインは，あなたが乱れがちな睡眠パターンと闘い，質の良い睡眠をとるのに，大いに役立ちます。

深夜のシフトで働いていても，この方法を使えば労働時間に応じた日課をつくることはできます。シフト制で仕事をしている人は，十分に睡眠がとれず，慢性的な疲労に悩まされていることが少なくありません。双極性障害の人にとっては，疲労がエピソードを引き起こすことがあるため，疲労の可能性を減らすことが必要です。さらに，できれば睡眠習慣の変動を最小限にしましょう。なぜなら，スケジュールを変えるとエピソードが引き起こされるかもしれないからです。他の人が起きている間に睡眠をとらなければならない場合もありますが，このような場合は特に質の良い睡眠習慣が重要になります。習慣的な安眠と日課を守るために，同居している人や家族にも協力してもらいましょう。あなたの目標を達成するのに大いに役立ちます。暗くて静かな場所をがんばって確保することも必要ですが，がんばるだけの価値はあります。

ACTION STEP 6.3 健康的な睡眠習慣を身につけよう

先に挙げた良い睡眠習慣を促進する行動をおさらいして，あなたが現在行なっているものを書き留めてください。書き留めた行動はこれからも実行しつづけてください。ここでは，あなたが実行していないものを1つ選んで，来月の週間レパートリーに加えましょう。バインダーのページの一番上にその行動を書き，それを生活に組み込むための方法を

2，3個書きましょう。そして残りの部分に，進み具合を毎日記録して
ください。たとえば，よく眠れるように，リラックスするための瞑想を
行なうとしましょう。その場合は，毎日それをページに書き出し，行動
の変化が睡眠にどのような影響を与えたのかを ACTION STEP 6.1 の週
間睡眠記録を使ってモニターしてください。もし，夜遅くにこってりし
たものを食べないようにするなら，その目標が達成されるまでの間，毎
晩の夕食の時刻を追跡します。いつもより1時間早く食べたり，夕食は
午後6時と決めて食事をとるようにするとうまくいきます。睡眠に関係
する行動を変えるときは，最低1週間，あるいは行動の目標を達成する
まで，週間睡眠記録で進み具合を追跡しましょう。

　たとえば，夜遅くにこってりしたものを食べないようにしたいなら，
数日分の夕食の献立を一度に考えて行動リストに入れるとよいでしょう。
そうすれば，もし帰宅が遅くなっても，夕食を簡単に準備できます。帰
宅が遅い日が続くときは，出前をとるのもよいですし，テイクアウトで
きる店の電話番号をいくつか携帯に登録しておいてもよいでしょう。電
話しておけば，仕事帰りに料理を受け取れるかもしれません。食事が遅
いときは軽めの料理を選びましょう。夕方に間食する習慣があるなら，
間食をしないように早めに夕食の準備をしてください。ここに挙げた行
動から1つを選んでもよいですし，全部を選んでもかまいません。ある
いは，あなたが思いついたアイディアを試してみてもよいでしょう。い
ずれの場合でも，健康的な睡眠習慣が身につくまでの間は，毎日の進み
具合を記録しつづけてください。

就寝前にリラックスする

　上記のガイドラインに従うことは実に効果的です。読書，裁縫，縫物，
模型作り，テレビ観賞など何でもよいので，就寝前の1時間はあなたが
リラックスできることをしてください。寝室は暗く，涼しくしておきま

しょう。涼しい部屋は寝つきを良くして，深い睡眠を促すからです。キャンドルを灯すと落ち着くという人もいます。あなたもそうなら，キャンドルをいくつか灯してみましょう。リラクセーションのために，ラベンダーのように心を落ち着かせる香料を使うのもよいでしょう。皿洗い，読書，テレビ観賞などをする前に，ラベンダーやバニラの香りがするキャンドルを灯しておくと，床に就く前にリラックスすることができます。床に就く準備ができたら，神経を落ち着かせるために明かりを暗くしましょう。ストレスの多い1日の後で，良い香りのお風呂に入ってくつろぐのも良い方法です。

　1日のストレスで頭がいっぱいになってしまうことがたまにありますが，そんなときは，眠りについたり眠り続けたりすることが難しいものです。頭のなかに眠りを邪魔するような考えがいっぱい出てこないように，毎日を穏やかに過ごしたいものです。もし，考えや心配があなたの頭をよぎって睡眠を妨げるなら，次の方法が効果的ですから試してください。つまり，ベッドの脇に日誌を置いて，煩わしい考えを書き出すのです。なんだか変な方法のように思えるかもしれませんが，こうすると心配事は後にまわそうと思えてきます。

睡眠薬

　努力しても寝入ることや睡眠の持続が難しい場合もあります。そんなときは，医師は睡眠薬を使ってみることをすすめるでしょう。睡眠薬は，睡眠の不規則さが原因となってエピソードが生じるのを予防したり，睡眠不足の苛立ちや日中の眠気を減らすのに有効です。週間睡眠記録と週間気分・引き金チャートを使えば，あなたにとって最善の睡眠薬を選ぶことができます。睡眠薬を服用しはじめたり別のものに変えたりする場合は，その後少なくとも1カ月間，両方のチャートを付けつづけてください。

寝たいと思う時間に睡眠導入剤を服用しても，効果はもっと後になって出てきます。治療者と話し合って，就寝を希望する時間の 1，2 時間前には服用して，効果が出るのを待ってください。もし市販の睡眠薬を使いたいと思っても，医師の許可を得てからにしてください。なぜなら，その市販薬が逆に自然な睡眠習慣の妨げになったり，現在服用している薬と相互作用をもったりする可能性があるからです。薬はぬるま湯やハーブティーと一緒に服用するとよいでしょう。服薬が睡眠習慣の一部になるはずです。

*

睡眠習慣の変化によってエピソードが引き起こされることがあるため，双極性障害をもつ人にとって，睡眠はとても重要な問題です。併発する症状，薬，行動など，さまざまな要因によって，多くの人が不眠症に悩まされています。不眠症は双極性障害の原因でもあり，症状でもあります。うつ状態では眠りにつくのが困難で，躁状態ではまったく睡眠を必要としないからです。しかし，行動の変化，心理療法，服薬によって治療することが可能です。良い睡眠習慣は健康的な睡眠パターンを促進し，頻繁に起きる深刻なエピソードを減らしてくれます。

| 第7章

運動を習慣にする

　運動の効果にはさまざまなものがあります。健康的な体重を維持したり，心肺機能を改善したり，気分を良くしたり，ストレスを解消したり，免疫システムを強くしたり，心の働きを改善したりすることができます。このような効果を得るために，プロのアスリートになる必要はありません。

　もしあなたが運動嫌いなら，運動のどのようなところが好きになれないのでしょうか？　運動を習慣にすると，心や体の状態にかかわらず，誰にでも大きな効果が現われます。ただ，どのような運動プログラムでも，始める前には治療者と相談して，健康被害のリスクを避けるようにしてください。自分の体力に合わせて運動することが大切です。

運動と双極性障害

　先ほど述べた通り，運動は誰にでも大きな効果をもたらします。気分障害をもつ人にとってはなおさらです。運動は，認知機能を強化し，うつと戦い，さらには全体的な心理的健康の状態も改善します（Williams and Strean, 2006）。運動によって多くの脳内化学物質が活性化されて幸せな気分になるからです。体重の増加と双極性障害との間には強い関連があります（Keck and McElroy, 2003）。また，薬の副作用で体重が増加することがありますが，運動はその体重増加を抑えます（McDevitt and Wilbur, 2006）。

　双極性障害をもつ私たちにとって，運動は睡眠の長さや質を改善する

だけでなく，躁とうつの症状を緩和します。これまでの臨床研究の結果をまとめると，気分障害の患者はII型糖尿病のリスクが高まり，ジプレキサ®（オランザピン）などの非定型抗精神病薬も糖尿病や体重増加のリスクを高めます。このように，糖尿病へのリスクは双極性障害自体と薬の両方に関係していますが，運動はこれに歯止めをかけます。ただし，気分の浮き沈みが激しいと，運動プログラムを続ける意思がくじけてしまうこともあります。

　気分は運動量に影響を及ぼします。たとえば，軽躁や躁状態のときは普段より活動的になるでしょうし，うつのときには動きたくなくなるでしょう。しかし，体を動かすことを生活習慣の一部にしておくと，たとえうつのときでも，運動という1つの活動ができたことになりますから，気分を良くする出来事を1つ確保できたことになります。躁状態のときなら，運動によって心が穏やかになり，あふれるエネルギーを運動で逃がすことができるので，他のことに集中しやすくなるでしょう。

運動とうつ

　うつの時期は，最も運動が必要なときです。しかし，何もしたくないと強く感じるときでもあります。うつのときには，体を動かすことに時間を割く気持ちになれません。しかし，目標にすべきことは，とにかく運動を始めて，それを毎日少しずつ増やすことです。朝ベッドから出るだけでも，大仕事だと感じるかもしれません。しかし，どんなにあなたが落ち込んでいても，歯磨きのように習慣になれば，活動プログラムを継続することは可能です。うつになる前はもっと活動的だったかもしれません。しかし，何かを少しでもすることは，何もしないよりもはるかに良いことです。動きはじめるのはとても大変だと思いますが，うつによって弱っている免疫システムが体を動かして強化されると，最終的には気分が良くなり，より健康的になれます。もし外に出たくなければ，

ソファに座っているだけでも脚の上げ下げ運動はできますし，アパート
や家の廊下，建物の階段を歩くこともできます。どんな些細な運動でも，
ただ座っていたり横になっていたりするよりはずっと良いのです。

　うつのときに運動プログラムを始めたり続けたりするには，仲間かト
レーナーを見つけるとよいでしょう。運動を誰かと一緒にすると，自分
に対してだけでなく，仲間に対しても責任感が生まれます。もしあなた
が約束の場所に来なかったら，電話をしてもらったり，毎朝確認の電話
をもらったりしてもよいでしょう。個人トレーナーに運動の1時間前に
電話をしてもらうと，運動を続ける励みになります。もし犬を飼ってい
るなら，毎日数分間でも一緒に散歩しましょう。

運動と躁

　軽躁や躁状態のときは，イライラするかもしれませんが，エネルギー
に満ちあふれていることを実感しています。エネルギーを消費して，躁
症状のイライラ感を少しでも減らす活動をしたいところです。そんなと
きこそカロリーを消費するチャンスです。ただ，躁状態のときに食欲が
なくなりがちでも，必ず食べるようにしてください。

　軽躁や躁状態のときは，運動プログラムを決めないほうがよいでしょ
う。なぜなら，不必要な道具や服を買ったり，高級なジムに入会したり
するリスクがあるからです。運動仲間にも自分の症状について知っても
らい，道具の購入などについてもチェックしてもらうようにしましょう。

運動についてどう感じているか？

　「運動」という言葉で，どのようなイメージが思い浮かびますか？
汗臭いトレーニングルームや，ぴちぴちの服を着ている人や，ヨガマッ
トの上で無理な態勢で体をひねっている人を連想する人は多いでしょう。

あるいは，新しいランニングシューズやウェイトトレーニングの道具を買わなければ，と考える人もいるでしょう。しかしここでは，単に習慣的に活動したり身体を動かしたりすることを運動と呼ぶことにします。そして，この章のゴールは，体を動かしはじめて，それを続けることです。私たちのゴールは，運動によって体を強くすることではありませんが，活動が増加すると結果的に体が強くなるでしょう。

　これをやれば大丈夫というトレーニングプランは，残念ながらありません。しかし，好ましい活動プランがあり，活動的なライフスタイルを送ることで多くの利益を得ることができます。活動的なライフスタイルと聞くと，ジムに入り浸りになっている人を思い浮かべるかもしれません。しかし，ここで言う活動的なライフスタイルとは，じっとしていたり，横になっていたりせずに，何かしら動くことに時間を割くという意味にすぎません。何かしら動くことは，何もしないよりずっと良いのです。アスリートにならなくても，身体を動かすことを習慣にすると，身体的にも，心理的にも，気分のうえでも良い影響が生まれます。

ACTION STEP 7.1　運動の長所と短所

　チャート 7.1-1 や自分のルーズリーフを使って，運動から連想するイメージをまとめましょう。肯定的な言葉を 5 つ，否定的な言葉を 5 つ書き出してください。例を参考にして書いてみましょう。

　書き出したそれぞれの言葉について，なぜそう感じたのか，理由を書いてみましょう。なぜ自分が運動について否定的，あるいは肯定的な感じをもっていたかがわかると，日課として続けていく活動を計画しやすくなります。何でもよいので肯定的なこともリストに挙げてください。ソファやベッドや椅子から単に離れるだけでなく，離れつづけていられるようにするために，ここで挙げたことをよく考えてみましょう。チャート 7.1-2 を使いながら，否定的な言葉には，もっと肯定的に感じられる

140 | 双極性障害のための認知行動療法ポケットガイド

チャート 7.1-1　運動についてのイメージを分析しよう

肯定的な言葉	理由
例：楽しい	水泳が好きだから。
1.	
2.	
3.	
4.	
5.	

否定的な言葉	理由
例：つまらない	泳いだり，トレーニングマシーンを使ったりするのは，単調で嫌だから。
1.	
2.	
3.	
4.	
5.	

ような方法を考えてみてください。

　肯定的な言葉については，さらに肯定的に感じられる方法を考えてみてください。チャート 7.1-2 の例を参考にしてください。そして，あなたがチャートの右側に挙げた活動を生活に取り入れ，運動プログラムを続けてください。すると，ベッドで横になっていたいと感じるときでも，体を動かす習慣を続けることができます。運動を否定的に考えていることに気づいたら，肯定的な側面についても考えてください。そうすれば，

チャート 7.1-2　運動へのモチベーションを高めよう

肯定的な言葉	運動への肯定的な感じを増やすには
例：楽しい	好きな運動をもっとする。友人と運動する。
1.	
2.	
3.	
4.	
5.	
否定的な言葉	運動への否定的な感じを減らすには
例：つまらない	興味のあることをする。カヤック，水泳，自転車，ハイキングなど。
1.	
2.	
3.	
4.	
5.	

運動のモチベーションを高められます。自分の運動プログラムを計画し，活動レベルを上げるガイドラインとしてチャートに挙げた方法を使いましょう。

　このコツを使いはじめる前に，あなたが書いた5つの肯定的な言葉を付箋に書き移して，家のなかの目につくところに貼ってください。運動に対して肯定的な気持ちが強まると，症状をマネジメントするために活動レベルを高めようという気持ちも強くなります。冷蔵庫，鏡，クロー

ゼットの扉，コンピュータ画面，カレンダーなどに貼っておくとよいでしょう。

充分な運動とはどのくらいのこと？

米国公衆衛生局は「体と健康（Physical and Health）」（U.S. Department of Health and Human Services, 1999）という報告のなかで，成人が身体の健康を維持するためには，毎日でなくてもよいので，週の大半に 30 分間，適度な活動を「積む」ことを推奨しています。これは一度に行なうという意味ではありません。また「適度な」というのは，体が暖まり，若干息が上がるという意味で，会話はできる程度のものです。体重を減らすには，もっと長く激しい運動が必要です。

運動をしていないことをあなたが恥ずかしいと思うことが，この章のねらいではありません。好き嫌い，予算，場所や生活スタイルなどに最も合うように，あなた自身にプログラムを作成してもらい，効果的な運動をしてもらうことです。

ACTION STEP 　**7.2**　活動レベルを追跡しよう

来週 1 週間，毎日どのくらい体を動かしたかを記録してください。バインダーの 1 ページを使って，あなたが今までどのくらい運動をしていて，これから先どのくらい運動できそうかを検討します。方眼紙やコンピュータを使ってチャートをつくってもよいでしょう。1 カ月間，自分の運動を記録しつづけるだけです。これを続けて習慣にしてください。いったん日課になったら，その日に十分な運動ができたかどうか，週間気分・引き金チャートを使って記録してください。チャートは，次の例のように 3 つの欄に分かれます。

以下に，コピーできる空欄のチャート 7.2 を用意してあります。十分

チャート 7.2　活動レベルを追跡しよう（例）

日時	活動	活動時間
6 月 7 日	商店街を歩きまわる	1 時間
6 月 7 日	駐車場に置いた車まで歩く	10 分
1 日の合計		70 分

チャート 7.2　活動レベルを追跡しよう

日時	活動	活動時間
1 日の合計		

な枚数をコピーして，1 カ月間の運動を毎日記録し，バインダーに挟んでおいてください。

　運動した時間数は，1 日ごとの合計と 1 週間全体の合計の両方を割り出しましょう。自分が意外にたくさん運動していることに驚くでしょう。逆に，十分に身体を動かしていないことに気づくかもしれません。この章では，生活スタイルを劇的に変化させるのではなく，必要な運動ができるように活動レベルを増やすステップを学んでいきますが，進歩を把握するために記録表を 1 カ月間付けます。ステップが進むにつれ，健康を維持し，気分を改善する活動が身につくはずです。

十分な運動をしているか？

　この１週間の運動記録を見て，日々の合計を割り出してください。推奨されているレベルとあなたの活動レベルにどのくらい違いがあるでしょう。すでに運動量が適切なレベルならそのまま続けてもよいでしょう。もっと体を強くして減量したいなら，目標に合うように運動時間数を調整してください。減量するなら，１日１時間の運動が効果的です。もし，運動量が十分でなかったら，この章の他の ACTION STEP を行なって，自分に合う計画を立ててください。運動ではないと思うかもしれませんが，歩くことも気分を安定させたり，心肺機能を高めたりするのに役立つ十分な運動ですから，毎日の歩数も運動としてカウントできます。

　１日 10,000 歩（約８キロ）が活動的な生活スタイルとされています。１日 2,000 〜 3,000 歩なら，座っている時間のほうが長い生活スタイルだと言えます。１日 6,000 歩以上歩くと寿命が長くなり，１日 8,000 〜 10,000 歩なら減量できます（Choi et al., 2007）。10,000 歩と聞くと恐ろしくなるかもしれませんが，目標に到達するまで１週間に 1,000 歩ぐらいずつでよいのでゆっくり増やしてください。ただし，新しい運動プログラムを始めるときは，どのようなものでも治療者に必ずチェックしてもらってください。

ACTION STEP **7.3** 少しずつ進めよう

　１日の歩数を測定するには，万歩計が一番良い道具です。健康グッズを売っている店で 1,000 〜 2,000 円程度で買えます。万歩計を買ったら，１日どのくらい歩いたかを追跡するために，毎日，一日中身につけてください。いくつかの運動プログラムを実行するのではなく，１日あたりの歩数のガイドラインを参考にしながら，目標に合う方法を見つけましょう。運動日誌に目標を書いてもよいですし，その日に自分で決めた時間数を満たしたら週間気分・引き金チャートの運動欄にしるしを書き

入れるのもよいでしょう。1日の終わりに，先ほどの ACTION STEP の活動記録にその日の歩数を書きましょう。

　日誌とチャートを1カ所にまとめて書けば，今行なっていることを簡単に確認できますが，その日の歩数を記録するには壁掛けカレンダーのほうが便利だと言う人もいます。カレンダーを使うなら，月末に歩数を集計表にまとめ，グラフにしてください。運動プログラムを始めた1カ月間や，3カ月ごとに1週間ずつ，歩数の記録を確認してください。健康な活動レベルになるように，必要に応じて調整しましょう。

あなたの運動プログラムをデザインする

　雨の日でも，晴れた日でも，暑い日でも，寒い日でも，したいと思える運動を選ぶことは非常に難しいことです。もちろん天候に左右されないように屋内での運動を選んでもかまいませんが，屋外で運動するほうが効果的だと言う人もいます。もし，自分の町の芸術や観光名所が好きなら，アルバイトやボランティアでウォーキングツアーに参加してもよいでしょう。どのような運動がベストでしょうか？　あなたがしたいと思う運動ならどんなものでも**あなたにとっては**ベストなのです。「すべての人にとってベスト」な運動などありません。なぜなら，自分が嫌いな運動では，続けることが無理だからです。

　どのような運動でもよいので，体を動かすことを始めて，それを続けましょう。毎日の活動レベルを歩数に換算して記録すると，その日の合計を記録するのが楽になります。サイクリングや水泳の1分は，150歩に相当します。あるいは，時間数や分数で記録することもできるかもしれません。記録方法はどのようなものでもよいので，活動記録表を付けてください。メモ帳に付けるのが一番よいでしょう。運動専門の記録表を買えるフィットネス専門店もありますし，ウォーキングの記録表を無料でダウンロードできるウェブサイトもあります。あるいは，チャート

146 | 双極性障害のための認知行動療法ポケットガイド

7.2 をコピーしてもかまいません。

ACTION STEP | **7.4** | 運動プログラムをつくろう

● 何をするのが好きですか？

あなたがどのようなタイプの活動をしたいのかリストアップしてみましょう。

1. ＿＿＿＿＿＿＿＿＿＿＿＿＿＿＿＿＿＿＿＿＿＿＿＿＿＿
2. ＿＿＿＿＿＿＿＿＿＿＿＿＿＿＿＿＿＿＿＿＿＿＿＿＿＿
3. ＿＿＿＿＿＿＿＿＿＿＿＿＿＿＿＿＿＿＿＿＿＿＿＿＿＿
4. ＿＿＿＿＿＿＿＿＿＿＿＿＿＿＿＿＿＿＿＿＿＿＿＿＿＿
5. ＿＿＿＿＿＿＿＿＿＿＿＿＿＿＿＿＿＿＿＿＿＿＿＿＿＿

● 運動計画の場所と方法

1. 上にリストアップした 5 つの活動とチャート 7.4 を使って，自分のための運動プログラムをつくってみましょう。5 つの活動のそれぞれについてどこでしたいのか思い浮かべて，その場所を下のチャートの 2 番目の欄にリストアップしましょう。たとえばウォーキングであれば，すぐ近くの散歩道，公園や湖のまわり，家やジムのルームランナーなどのように，それをしたい場所を書いてください。

2. チャートの 3 番目の欄に，5 つの活動のそれぞれに必要な道具や装備をリストアップしましょう。たとえば，スキー板，テニスラケット，スニーカー，自転車などのようにリストアップしてください。

3. クローゼットや物置に行って，すでに持っている道具や装備を確認し，4 番目の欄にチェックしましょう。

4. チャートの 3 番目と 4 番目の欄で 5 つの活動のそれぞれを実行す

るのに必要なものを確認し，最後の欄にリストアップしましょう。

5. 必要な道具が安く手に入る3つの活動が，運動習慣の基礎になります。コストがかかりすぎれば途中でやめてしまうでしょうし，健康になることもあきらめてしまうかもしれません。これまでにやったことのあるものから始めるのがベストです。そうすればすぐに始めることができますし，新しい道具を買ったのにプログラムが軌道に乗らないというようなことも防げます。道具を買うのであれば，予算を抑えるために中古品を買うのもよいでしょう。

新しい運動プログラムの主な3つの活動をリストアップしましょう。

1. _____
2. _____
3. _____

　これで運動の計画ができました。ただし，始める前に治療者に相談しましょう。チャート7.2の活動記録表を使って，あなたの進歩を記録しましょう。

ACTION STEP | **7.5** | あなたの生活に運動をフィットさせよう

　次に，運動できる時間帯をリストアップします。時間がなくて運動できないと言う人は少なくありません。後でできることや，しなくてもよいことは何なのか，考えてみてください。そうすれば運動の優先順位が高くなります。私たちの行動は，頭のなかでつくられた優先順位に従っています。雑用は家族に手伝ってもらいましょう。そうすれば健康のためにより多くの時間を使うことができます。そのためには，うまい手伝いの例をあなたが示してください。小さいお子さんがいる場合は，お子

148 | 双極性障害のための認知行動療法ポケットガイド

チャート 7.4　運動プログラムをつくろう

活動	場所	必要な道具	すでに持っているもの（チェック）	購入コスト
例：ウォーキング	公園	履き心地のよい靴	✓	なし
1.				
2.				
3.				
4.				
5.				

さんを外へ連れ出すのも手です。まわりの人への良い例にもなりますし，赤ちゃんを連れて体を動かすことにもなります。座って話すよりも，一緒に散歩しながら話すとよいでしょう。次のセクション「活動レベルを増やす」では，生活と運動を組み合わせる方法を紹介します。次のページのチャートを使って，自分が運動できる時間帯を見つけましょう。

「時間」の欄に記入した時間帯は，あなたがしたい運動をする時間です。たとえば，日中だと水泳はできないかもしれませんが，15分間の別の運動なら可能でしょう。距離にもよりますが，職場まで自転車や徒歩で行くこともできます。次のセクションでは，今つくった表を使って活動レベルを増やすコツを紹介します。

活動レベルを増やす

日本のように働き詰めの生活スタイルでは，運動習慣をスケジュール

第 7 章　運動を習慣にする　｜　149

チャート 7.5　あなたの生活に運動をフィットさせよう

曜日	時間	活動
日曜日	10 時〜正午 14 時〜 16 時	歩いていろいろな美術館をまわる
月曜日	お昼休み	歩く
日曜日		
月曜日		
火曜日		
水曜日		
木曜日		
金曜日		
土曜日		

　に組み込むのはなかなか難しいことです。これは，肥満，糖尿病，心疾患，高血圧などの病気を予防するために国レベルで取り組まなければならない理由でもあります。

　しかし，1 日の歩数を増やすだけで，活動レベルを簡単に増やすことができるのです。水泳，ハイキング，自転車，テニスなどが好きな人もいるでしょう。活動レベルを増やすには，すでに行なっている好きな運動の回数を今よりも増やしてください。あるいはもっと長時間行なってください。ウォーキングを例に挙げてみましょう。ウォーキングは，場所から場所へと移動する手段にすぎません。ですので，運動を始めるちょうどよいスタートになります。健康上の問題で運動を控えたほうがよい場合は，特別にプログラムをつくらなければならないので，医師に相談

してください。

活動レベルを増やす方法

　活動レベルを増やす方法を次に紹介します。自分にとって役立ちそうな方法の□にチェックを書き入れて，どうなるか 1 週間試してみましょう。1 週間後に有効でないと思ったら，別のことを試してみましょう。目標は，ここで日課を見つけて継続することです。

□用事，買い物，友だちの家に行くときは，入口から遠い場所に車を駐車する。
□エレベーターの代わりに階段を使う。
□ダンススクールに通ったり，エクササイズ・ビデオや DVD を使ったりする。
□友人とダンスに行く。
□犬の散歩を長時間する。
□最寄りのバス停から 1 駅か 2 駅手前でバスを降りる。
□テレビ番組の CM 中に，少しストレッチをしたり歩いたりする。
□職場で，一番遠いトイレ，コピー機，ファックスを利用する。
□社内便を使う代わりに，直接行って届ける。
□子どもがサッカーをしている間は，運動場のまわりを歩く。
□ドライブスルーは使わず，いったん車を駐車場に止めて店に入る。
□仕事の休憩時間やお昼休みに 10 〜 15 分歩く（運動は脳の働きを高めるので，生産性も実際上がります。それだけでなく，ストレスを減らし，ルーチンワークから離れることもできます）。
□デートではワイン，コーヒー，紅茶を座って長時間飲むようなことはせず，お散歩デートをする。
□用事を徒歩や自転車で済ませる。
□展示会や展覧会を楽しむ（たくさん歩くことになります）。

□ハイキングに行く（登山する必要はありません。単に公園や街中を歩くのでもかまいません。道順を決めて元気よく歩くことをおすすめします）。

□いろいろな美術館のウォーキングツアーをする。

□テレビのボリューム調整，チャンネル変更，電源のオン・オフはリモコンを使わずにテレビのあるところまで行く。

□興味のあるソーシャルクラブに参加する（人づきあいも増えソーシャルサポートが得られますし，いろいろな活動があるので活動量が増えます。たとえば，ハイキングクラブ，水泳クラブ，ゴルフグループ，アウトドアクラブなどがあります）。

ACTION STEP | **7.6** | 活動計画を立てよう

先ほどの ACTION STEP のチャートと，好きな活動のリスト，先に述べた 3 つの方法を使いながら，来週 1 週間でどのような活動をするか計画し，次のチャートを完成させましょう。

プログラムを始める

会話を続けられる程度に心拍が上がって疲れを感じる運動を，1 日に 30 分以上するのが理想的だと専門家は言います（Leitzmann et al., 2007）。コツは，はじめはゆっくりすることです。ACTION STEP 7.4 でつくったリストのトップ 3 に手をつけていくわけですが，どれを選んでも，一度にたくさんやりすぎないようにしてください。歩く量を増やすのなら，はじめの 1 週間は 5 分間ずつ歩くことにして，それから 1 日 1 分ずつ増やして目標の量まで増やしてください。自転車やインラインスケートを使うなら，時間ではなく距離を目安にしたほうがよいかもしれません。どれだけ行なうとしても，目標に到達するまではゆっくり進めてくださ

チャート7.6 活動計画の作成

曜日	時間	活動	場所
日曜日	10時〜正午 14時〜16時	歩いていろいろな美術館をまわる	街中
月曜日	お昼休み	歩く	公園
日曜日			
月曜日			
火曜日			
水曜日			
木曜日			
金曜日			
土曜日			

い。目標を超えても，同じように，ゆっくりと続けてください。

　何でもよいので，1週間のうち5日から7日，30分間運動をしましょう。1日の始まりやちょっとした休憩時間に友達と散歩するのは，とても良い方法です。お昼休みに散歩して，戻ってから食事をするのもよいです。職場のストレスが減ったり，1日が終わるまで集中力が持続したりします。水泳もとてもリラックスできる運動です。水のなかにいることは，お母さんのお腹にいる赤ちゃんと同じような状況になるわけですし，関節にかかる負荷も少ないからです。

　もっと激しい運動をしたいと思う場合は，ランニングやジムでのトレーニングがよいでしょう。地域のコミュニティセンターなら低価格で運動プログラムや道具を提供している場合があるので，コストを節約で

きます。気分の向上や体重の減量・維持は，心理的な幸福感に大きな影響を与えるでしょう。もし，ジムが大嫌いだったり，外に出て歩きたくないと思うのなら，テレビを観ている間に運動しましょう。ストレッチをしたり，膝上まで足を上げて足踏みしたり，腕立て伏せ，スクワット，ウェイトリフティングといったような，強度のある運動をしましょう。すぐに気分が良くなります。何かをする，それを頻繁に行なう，一定期間継続する，という3つの点を忘れないでください。

ACTION STEP　7.7　体を動かしはじめよう

　体を動かす，という新しい生活スタイルを始める日にちを決めましょう。ベストの日は，今日です。万歩計の良いところは，いろいろな体の動きを感知して記録してくれることです。思ったよりも実際は毎日運動していることが目に見えるので，肯定的なフィードバックが得られ，もっと体を動かしたいと思うようになります。アメリカ公衆衛生局の指針では，1日に10,000歩の運動を行なうこと，もしくは，週5日から7日で1日30分以上の運動を行なうことが目標になります。

　1日が終わったら，活動記録表（チャート7.2）や運動日誌にその日の運動を記録しましょう。週間気分・引き金チャートの運動欄をチェックし，気分も記録しましょう。運動が気分にどう影響しているかがわかれば，生活に運動を取り入れることの大切さもよくわかります。また，日々運動についてどう感じたかを運動表にメモしておくと，どのような運動が好きで，どのような運動が嫌いなのかについてもよくわかります。嫌いな活動を少なくして，好きな活動を増やせば，プログラムを続けることも可能になります。

● カレンの例

　カレンは湖の近くに住んでいて，飼い犬を連れてよく散歩に行きました

が，残念ながら時間は短いものでした。犬にもっと運動をさせたら彼女にとっても良い運動になったはずですが，そんなことは思いつきもしませんでした。ある日，カレンは友人のレイラにしばらく会っていないことに気づき，レイラと彼女の犬を誘って一緒に遊びました。久しぶりにとても楽しい時間を過ごすことができました。そこで2人は，健康的な生活を希望している友人たちを誘って，週に3，4日，湖の周りを散歩することにしました。ミネラルウォーターを持って，子どもたちを連れて。

　3カ月も経たないうちに，カレンは4キロ痩せ，自信がもてるようになり，友達とのかかわりも密になりました。すると，気分が沈んだときに必要なサポートを得ることができ，躁のときのイライラも減りました。週間気分・引き金チャートの記録にも変化が現われ，運動すると気分が良いことに気づきました。彼女はこのことを知ってからは，ひどく落ち込んでいるときでも，できるだけ外を歩くようにしました。また，症状が出ているときでも，電話で友人に散歩に誘ってもらうようにしました。好きな運動を取り入れて好きな人と一緒に行なうと自己強化できる，ということをカレンの経験は教えてくれます。運動によって気分が良くなると，運動を続けたいという欲求が強くなり，さらに気分の良い状態が維持されるのです。

　さて，可能な時間帯で好きな運動をする計画が完成しました。今日は寝る前に必要な物をすべて揃えて準備しておきましょう。これは，明日のための準備です。あるいは，始めることができると思った次の日のための準備です。ただし，言うまでもなく，どのような場合でも**今日**がベストな日です。必要なものがすべて揃ったら，始める準備はもうできているのです。

*

第 7 章　運動を習慣にする　｜ 155

　運動から身体的，心理的，気分的な利益を得るために，アスリートに
なる必要はありません。しかし，**すべての**成人にとって，毎日ではなく
ても週の大半は，30 分間の適度に激しい活動を積むことが推奨されて
います。運動を習慣にすると，心の状態にかかわらず，心臓疾患，高血
圧，糖尿病のリスクを下げたり，関節や筋肉の機能を高めたりといった，
多くの効果が誰にでも現われます。運動は，気分や脳機能を改善したり，
十分な睡眠を助けてくれたりします。さらに，運動プログラムを日課に
すると，治療薬の副作用による体重増加を抑えることができます。

| 第8章

適切な栄養とサプリメント

　よく言われることですが，食べ物はとても大切です。ジャンクフードでは日常生活に必要な栄養がとれません。特に双極性障害の場合は，栄養価が高く，脳に十分な栄養が届くような食べ物をとって，脳を最大限に働かせ，気分を改善させる必要があります。理想的な健康を維持するために，ミネラル，アミノ酸，脂肪，ビタミン，食物繊維，タンパク質を正しい組み合わせでとりましょう。健康的な食生活によって体に必要なエネルギーがつくられ，そのエネルギーが日常の活動を可能にします。双極性障害をもっている人は，アルコールやカフェインなどで気分が悪化しやすいのですが，ある特定の栄養素が気分の改善を助けることがわかっています。適切な栄養をとることはすべての人にとって重要ですが，双極性障害をもっている人は，何を，どのくらい，いつ，どのように食べるのか，なぜ食べるのか，そして食べ物がどのように気分に影響するのかを知っておくとよいでしょう。

双極性障害と体重

　双極性障害をもつ人は，そうでない人よりも肥満になる率が高く，体の病気や心理的健康の低下につながりやすいと言われています（Wildes, Mercus and Fagiolini, 2006）。また，運動不足や不健康な食習慣になりがちです（Kilbourne et al., 2007）。しかし，運動や食習慣をわずかに改善させるだけで，オランザピン（ジプレキサ®）による体重増加を減らせられます（Milano et al., 2007）。もし体重を減らしたいなら，まず治療者

と相談し，健康的な食生活と運動を取り入れた減量計画を立てましょう。やみくもに食事を抜いたり，必要な栄養をとらないでいると，気分が悪化したり，薬に対する好ましくない反応が生じる場合があります。

　摂食障害が双極性障害の治療の妨げになる場合もあります。もし，食事を厳しく制限して，食後に嘔吐したり，一度に大量に食べるようになったら，そのことを治療者に伝え，不健康な食習慣を治療しましょう。

水分をとることの大切さ

　双極性障害をもつ人にとって，十分に水分をとることはとても重要です。私たちが飲む薬には，のどが渇いたり脱水症状を起こしたりという副作用をもつものがありますが，そうした副作用の原因のひとつには頻繁にトイレに行くことがあります。そのため，十分な量の水を飲んで，体内の水分を保ち，副作用を最小限にすることが必要です。のどが渇いたと感じる前に十分な水分をとっておくことが大切です。

気分に影響する食べ物

　砂糖やカフェイン（チョコレートやコーヒー，緑茶や紅茶などのお茶），アルコールなどは，気分に影響を与えます（Goldstein, Velyvis and Parikh, 2006）。これらの物質は脳内の化学物質に影響を与え，症状を引き起こします。また，あなたが服用している薬との間に好ましくない相互作用を起こす可能性もあります。これらを絶対口にしてはならないと言っているわけではありません。ただ，控えめにして，症状に影響があるかどうか，また，どのように影響しているのかわかるように，口に入れた量をチェックしておきましょう。人によって影響の出方はさまざまです。アルコールは，薬の説明書にも書いてあるように，薬と一緒に飲んではいけません。医師や薬剤師から注意された物質は避けるようにし，気分

への影響だけでなく，体の健康にも注意しましょう。油分の多い魚，果物，野菜，穀物全般は気分の安定を助けます。ビタミンBや亜鉛，ビタミンCも，気分の安定に役立ちます（Kaplan et al., 2007）。

健康的な食生活

新鮮で彩り豊富な果物や野菜や，適度なタンパク質や炭水化物を含む食べ物をとると，体や脳がうまく働くために必要な栄養分，エネルギー，食物繊維が得られ，健康が維持できます。さらに，1日のなかで少量の食事を何回かとると，血糖値が安定します。食欲がなくても食事を抜かないことが大切です。なぜなら，食事を抜くと薬の効果が妨害され，気分にも悪影響が出ることがあるからです。

脂肪と健康

健康的な食習慣を維持するためには，脂肪，コレステロール，糖分，塩分の摂取を把握しておく必要があります。すべての脂肪が悪いとは限りません。内臓の機能を維持したり，毛髪や肌の健康を保つなど，健康に必要な脂肪もあります。また，オメガ3脂肪酸には気分を改善させる働きがあります。オメガ3脂肪酸には，心筋梗塞などの冠動脈疾患のリスクを抑えたり，不整脈を起こらなくしたり，血圧を低下させる働きもあります。しかし，特にトランス脂肪や飽和脂肪酸は，悪玉コレステロールを増やし，LDL値や心臓疾患のリスクを高めます。健康に良い脂肪は不飽和脂肪酸で，逆に心臓疾患のリスクやLDL値を低下させます（オメガ3脂肪酸は不飽和脂肪酸です）。不飽和脂肪酸が豊富に含まれている食べ物には，オリーブ，ピーナッツ，キャノーラ，とうもろこし，紅花，大豆などがあります。また，鮭，鯖，ニシンといった魚や亜麻仁にはオメガ3脂肪酸が豊富に含まれています（American Heart Association, 2008）。

しかし，脂肪の種類にかかわらず，過剰な脂肪摂取は体重を増加させ，肥満になる危険性を高め，健康上のリスクを上昇させてしまいます。

オメガ 3 脂肪酸と気分

オメガ 3 多価不飽和脂肪酸は，気分に良い影響を与えることがわかっています（Parker et al., 2006）。これが不足すると，うつ病エピソードが発症する可能性があります。オメガ 3 のサプリメントは気分を高めるので，躁症状よりもうつ症状に効果があります（Chiu et al., 2005）。まだ研究が始まったばかりですが，双極性障害に対する総合的な治療計画では，オメガ 3 脂肪酸が重要な位置を占めると考えられています。オメガ 3 脂肪酸が豊富に含まれる食べ物として，鯖，イワシ，ニシン，鮭などの魚や，魚油のサプリメント，亜麻仁，クルミ，キャノーラ，大豆などの油が挙げられます。一般的に，1 日に 2g の摂取が望ましいとされています。

ACTION STEP | **8.1** | 毎日の食べ物を記録しよう

この ACTION STEP では，あなたの食事をリストアップして，健康な体を維持する計画を立てます。まず，あなたが食べた食べ物を日誌に 1 ～ 2 週間記録します。もし，あなたに摂食障害があるなら，食事専用の日誌を用意し，より長い期間にわたって記録する必要があります。この記録は治療者が摂食障害の診断を行なうのに役立ちますし，体重が減りはじめた場合に，さかのぼって食事量を知ることができます。体重に問題がなく，単に健康的に食生活を送りたいのであれば，他の記録と一緒に食事日誌を付けてかまいません。

食事日誌を付けると，食事と気分の関係が理解できます。1 日 1 枚ずつ記録用紙を使って，1 カ月間記録を続けましょう。ページを 3 つの欄に分けてください。左の欄には「時刻」と書き，食事をとった時刻を

チャート8.1　食事日誌（例）

時刻	食べ物	気分
7：30	コーヒー1杯とパイ	上向き
12：00	チキンサンドイッチとソーダ	疲れてきた
15：00	ドーナッツとコーヒー	眠たい
19：00	ブリトーとソーダ	不機嫌，眠たい
22：00	クッキーと牛乳	退屈

記録します。真ん中の欄には，「食べ物」と書き，その時間に何をどの
くらい食べたかを記録します。右の欄には，「気分」と書き，その食事
の時間にどのような気分だったかを記録します。また，食べた後に気分
がどう変化したかも記録します。たとえば，最初は不安を感じていたが，
マフィンを食べるとリラックスした気分になった，といった具合です。
どのような気分の変化でも記録しましょう。チャート8.1は，ある日の例です。

　落ち込んでいると感じたときに，食べる量を増やして気分を改善させ
る人もいます。逆に興奮しているときに食べる人もいます。カフェイン
をたくさんとっていることに初めて気づいたり，チョコレートやコー
ヒー，お茶など，気分を変える食べ物を毎日大量にとっていることにも
気づくでしょう。

　たとえば，ジェイムズは不安が強くなり躁症状が再発しそうな気がし
たので，電話で看護師に相談しました。看護師と話すなかで，コーヒー
に話が及んだところ，彼はその日はマグカップでコーヒーを6杯飲んで
いたことがわかりました。彼が体験していた不安はカフェインによって
誘因された不安であって，躁症状とは関係がないと考えられます。

　少なくとも1カ月間は食事日誌を付けないと，食べ物と気分との関係
はわかりません。退屈だったり疲労感があるときは，深夜に何か食べて
いませんか？　朝はコーヒーをたくさん飲んでいませんか？　健康に悪
い脂肪や糖分の多い食事をとっていませんか？　治療者や栄養士に相談し
て，気分だけでなく健康全体を改善する計画を立てることをおすすめします。

第8章 適切な栄養とサプリメント | 161

| ACTION STEP | 8.2 | 何を食べているか？　なぜ食べるのか？

　この ACTION STEP の目的は，食事日誌の情報を使って，あなたの健康や気分を改善させることです。変化を起こそうとする前に記録表を治療者に見せて話し合ってください。では，まず，次の質問に答えてください。

「何を食べていますか？」

　食習慣のせいで太りすぎていたり，その反対にやせすぎていることがわかったとき，あるいは，高血圧，高コレステロール血症，心臓病，糖尿病など，食事と関係の深い病気が明らかになったときは，栄養士や食事療法士に相談してください。

「コーヒー，アルコール，緑茶や紅茶，カフェイン入りのソーダを1週間にどれくらい飲んでいますか？」

　1日に平均250mg以上のカフェインを摂取しているなら，摂取量を減らすべきです（1日のカフェイン消費量は ACTION STEP 8.5 のチャートで計算できます）。また糖分を含む飲み物は控えて，代わりに水を飲みましょう。フレーバーウォーターを飲んでもかまいません。

「アルコールやカフェインを含む飲み物をいつ飲んでいますか？」

　アルコール，コーヒーなどのカフェイン飲料をどの時間帯に飲んでいますか？　カフェインは睡眠を妨げる可能性があるので，正午を過ぎてから飲むのは控えましょう。少量でも睡眠の妨げになる場合があります。寝付きが良くても，熟睡できる時間が減って睡眠の質が落ちる可能性があります。夜にアルコールを飲むことも同じような影響があり，薬と相互作用を起こす場合があります。

「おやつに何を食べていますか？」

　果物や野菜，バターの入っていないポップコーンなど，健康的な食べ物をおやつに選んでいますか？　もしそうでなければ，好きな果物や野

菜や，健康的な食べ物をリストアップしておいて，スーパーマーケット
に向かいましょう。帰ってきたら，健康に悪い食品の大半を捨ててしま
いましょう（全部を一度に捨てるのは大変ですから）。仕事中にどうし
てもおやつが食べたくなるのはよくあることです。そんなときのために，
会社の冷蔵庫や机の引き出しに果物を入れておくとよいでしょう。

「なぜ食べるのですか？」

　食事日誌に，食事やおやつの前後の気分を記録しましょう。疲れてい
たり，退屈だったり，ストレスを感じているとき，食事のパターンはど
うなっていますか？　また，コーヒーやアルコールを飲んだ後，どのよ
うな気分になるのかよく覚えておいてください。食べ物や飲み物を使っ
てストレスに対処していたり，気持ちを落ち着けていることがわかった
ら，別の方法も見つけなければなりません。ストレスに対処する方法に
ついては第5章をもう一度見てください。そのうえで，治療者と対処法
について話し合い，食習慣をマネジメントしてください。

ACTION STEP　**8.3**　**食事計画を立てよう**

　この ACTION STEP では，アメリカ健康福祉局のウェブサイト（www.
health.gov/dietaryguidelines）にある食餌療法のガイドラインをもとに，1
週間の食事計画を立てていきます。ガイドラインでは，果物，野菜，穀
物全般，無脂肪や低脂肪の牛乳や乳製品が推奨されています。ここには，
赤身の肉，鶏肉，魚，豆，卵，ナッツも含まれ，飽和脂肪，トランス脂肪，
コレステロール，塩分（ナトリウム），余分な糖分などが少ないものです。

　ルーズリーフ1枚を8つの欄に分け，以下の例にならってチャートを
つくってください。一番左の欄には食事を書き，残りの欄には日付を記
入します。

　毎週，チャートを使って食事計画を立てて，食事を楽しく，健康に保
つための工夫をしてください。ただし，もし甘いものが好きなら，甘い

第8章　適切な栄養とサプリメント　│　163

チャート8.3　週間食事計画（例）

食べ物と飲み物	月曜日	火曜日	水曜日	木曜日	金曜日	土曜日	日曜日
	12/5	12/6	12/7	12/8	12/9	12/10	12/11
朝食	オートミール，バナナ	ヨーグルト	スクランブルエッグ	オートミール，バナナ	シリアル牛乳	ヨーグルト	マフィンコーヒー
おやつ	オレンジ	スムージー	ポップコーン	オレンジ	リンゴ	ナッツ	チーズ
昼食	サンドウィッチ	野菜スープ	パスタ野菜	ピザ	サラダ	タコス	ブランチでビュッフェ
おやつ	ニンジン	リンゴ	ぶどう	クッキー	ヨーグルト	シリアルバー	ペストリー
夕食	焼き鳥サラダ	野菜炒めエビ	チーズバーガー	チキンサラダ	オムレツ鮭	寿司	ステーキ

ものを食べる余裕も残しておいてください。

　1週間の食事計画を立てたら，それを使って食品リストをつくります。先ほどのウェブサイトには，健康的な食べ物を健康的な方法で調理する方法が掲載されています。

カフェインとアルコール

　アルコールは，気分を変える物質です。双極性障害をもつ人のなかには自己治療薬として使っている人もいます。気持ちを鎮めたり躁症状を落ち着かせる効果を期待してのことです。しかし，アルコールはさまざまな薬と相互作用を起こす可能性があるので，アルコールをまったく飲まないのが本当は一番良いのです。飲むとしても，グラスワイン1杯，

双極性障害のための認知行動療法ポケットガイド

チャート 8.4 週間食事計画

食べ物と飲み物	月曜日	火曜日	水曜日	木曜日	金曜日	土曜日	日曜日
朝食							
おやつ							
昼食							
おやつ							
夕食							

ウィスキー 30mg，ビール 350mg 程度にしておいてください。また，服薬後 1 時間以内はアルコールを飲まないでください。

　カフェインは非常に多くの食品に含まれており，気分や睡眠に大きく影響を与えます。次の質問表を使うと，毎日の摂取量を計算することができます。睡眠を妨げない程度の摂取量が推奨されており，コーヒーなら 1 日で 250mg 以下です（Barone and Roberts, 1996）。第 6 章でも紹介しましたが，症状を抑えるには健康的な睡眠パターンを保つことが重要です。つまり，カフェインの摂取量は，心理的な健康を左右する大変重要なポイントなのです。カフェインの摂取が 250mg を超えているのであれば，減らすようにしましょう。また，寝るまでにカフェインが体内で処理されるように，摂取は 1 日の早い時間だけに制限してください。

第 8 章　適切な栄養とサプリメント　｜　165

| **ACTION STEP**　8.4 | アルコールの摂取量を計算しよう

　アルコール依存症は他の病気に合併することの多い病気です。この
ACTION STEP でアルコール依存症かどうかを確認しておきましょう。
CAGE 質問票（Ewing, 1984）は，これまで広く使用されてきた，アルコー
ル依存かどうかを調べる方法です。CAGE とは，この質問票の 4 つの質
問にちなんで名づけられています。**もし，あなたが次の質問の 2 つ以上に当て
はまるなら，アルコール依存を治療する必要があるので，アルコール・薬物依存の治
療者やカウンセリング・プログラムに援助を求める必要があります。**

● CAGE 質問票
　C（cut）―――飲酒量を減らさなければいけないと感じたことがあり
　　　ますか？
　A（annoyed）―――他人があなたの飲酒を非難するので気にさわった
　　　ことがありますか？
　G（guilty）―――自分の飲酒について悪いとか申し訳ないと感じたこ
　　　とがありますか？
　E（eye-openner）―――神経を落ち着かせたり，二日酔いを治すために，
　　　「迎え酒」をしたことがありますか？

| **ACTION STEP**　8.5 | カフェインの摂取量を計算しよう

　1 週間のカフェイン摂取量を計算しましょう。いつもよりストレスが
強い状況や旅行した場合は，ふだんとは違うので計算しないでください。
まず，このチャートを 8 部コピーし，1 日につき 1 枚ずつチャートを埋
めて，1 週間記録してください。そして，週末に各セクションの 1 週間
分の合計量を計算し，それを 7 で割って平均 1 日摂取量を算出します。

双極性障害のための認知行動療法ポケットガイド

チャート 8.5　カフェインの摂取量

飲み物	カフェインの量	1日の量（mg, 錠など）	1日の mg 数 *
コーヒー（約 180 ml）	125mg	×＿＿＿＿＝	＿＿＿＿
カフェインフリーコーヒー（約 180ml）	5mg	×＿＿＿＿＝	＿＿＿＿
エスプレッソ（約 30 ml）	50mg	×＿＿＿＿＝	＿＿＿＿
紅茶（約 180 ml）	50mg	×＿＿＿＿＝	＿＿＿＿
緑茶（約 180 ml）	20 mg	×＿＿＿＿＝	＿＿＿＿
ホットココア（約 180 ml）	15mg	×＿＿＿＿＝	＿＿＿＿
カフェイン入りソフトドリンク（約 350 ml）	40 〜 60mg	×＿＿＿＿＝	＿＿＿＿
チョコレートキャンディーバー	20 mg	×＿＿＿＿＝	＿＿＿＿
市販薬			
Anacin	32 mg	×＿＿＿＿＝	＿＿＿＿
Appetite-control pills	100 〜 200mg	×＿＿＿＿＝	＿＿＿＿
Dristan	16mg	×＿＿＿＿＝	＿＿＿＿
Excedrin	65mg	×＿＿＿＿＝	＿＿＿＿
Extra strength Excedrin	100mg	×＿＿＿＿＝	＿＿＿＿
Midol	132mg	×＿＿＿＿＝	＿＿＿＿
NoDoz	100mg	×＿＿＿＿＝	＿＿＿＿
Triaminicin	30mg	×＿＿＿＿＝	＿＿＿＿
Vanquish	33mg	×＿＿＿＿＝	＿＿＿＿
Vivarin	200mg	×＿＿＿＿＝	＿＿＿＿
処方薬			
Cafergot	100mg	×＿＿＿＿＝	＿＿＿＿
Fiorinal	40mg	×＿＿＿＿＝	＿＿＿＿
Darvon compound	32mg	×＿＿＿＿＝	＿＿＿＿
1日のカフェイン総 mg			＿＿＿＿

＊＝市販薬と処方薬はアメリカのものです。

健康的に食べるコツ・健康的に飲むコツ

　栄養豊富な食べ物を食べたり，十分な量の飲み物を飲んだりすることは，身体的にも心理的にも健康を維持するために不可欠なことです。最新の科学的知見をもとに，健康に不可欠な栄養分をとるためのアドバイスを紹介したいと思います。

健康的なおやつ

　間食をしてはいけないというわけではありません。双極性障害をもつ人にとっても，実はおやつは良いものですし，おやつとして食べてもよいものは多いのです。私は仕事のときにカリカリのりんごを食べるのが好きです。りんごは長い時間乾燥させると，カリカリとして，少し酸味のある甘さになります。柑橘類は一般的にビタミンＣを豊富に含んでいます。抑うつで免疫力が低下した状態では，免疫システムを活性化してくれるので，おやつには非常に適しています。ぶどうやひまわりの種は，飴をなめるよりもはるかに健康的です。ぶどうはほとんどが水分ですが，口を動かしてくれますし，糖分があるので味覚を楽しませてくれます。そして，水分が多く含まれているので，口の乾きをうるおしてくれます。ひまわりの種からは健康的な脂肪を得ることができます。また，水筒を携帯しておくとよいでしょう。水をたくさん飲むと食欲が抑えられ，腎臓や肝臓の機能を助け，薬の副作用を軽くすることができます。

レストランをうまく切り抜けて食事計画を守るには？

　レストランに行ったときでも健康的な食事のパターンを続けるコツがあります。それは食事前にグラス１杯の水を飲むことです。水を飲んでおくと口の乾きがうるおされ，口のなかがきれいになるだけでなく，食欲が抑えられます。また，食事の半分をテイクアウトの容器に入れても

らうように，食事前に頼んでおくのもよいでしょう。そうしておくと，そのときに食べる量を減らすことができ，後から残りを食べることができます。サラダドレッシングやソースはかけないようお願いしておくと，量を自分で調節することができます。クリーム状のドレッシングよりも，フレンチドレッシングのほうが，健康に悪い脂肪が少ないのです。また，週に1，2回であれば，小麦粉を使ったペストリーやアイスクリームをデザートに食べても，健康にはあまり影響がありません。食事計画に好きなものを食べる余裕を残しておいたほうが続けやすいでしょう。

カフェインやアルコールの摂取量を減らしましょう

　カフェインの摂取を減らしましょう。カフェインを含む飲み物は1日に1種類，量は2杯以下に控えましょう。お金の節約にもなるはずです。カフェインを含む炭酸飲料を控えると，カフェインだけでなく糖分も減らすことができます。また，可能であればコーヒーには白糖ではなく精製されていない砂糖を入れるようにしましょう。純度の低い砂糖のほうが健康に影響が少ないからです。午後以降はカフェインを含む飲み物は控えて，睡眠の妨げにならないようにしましょう。朝に熱いコーヒーを飲むのが習慣になっているなら，そのうち1杯をカフェインを含まないコーヒーに代えてください。温かい飲み物が欲しいのなら，温かいアップルサイダーやカフェインを含まないハーブティーを飲んでみましょう。エネルギーが欲しいなら，朝に運動して，速くカロリーを消費できるように代謝機能を高めましょう。

　第6章でも紹介しましたが，アルコールは睡眠や気分を悪化させます。アルコールの摂取をできるだけ控えると，その影響も抑えることができます。アルコールの減量が難しいと感じる人は，自分が依存症ではないかどうか治療者に相談しましょう。アルコール依存症は双極性障害の人によく合併します。躁症状を落ち着かせたり自己治療のためにアルコールを用いる人もいますが，それは良い考え方ではないので，治療者と相談する必要があります。アルコールと有害な相互作用を起こす薬のほう

が多いですし，アルコールの量が過ぎると薬の効果を妨害します。アルコールを飲むなら服薬1時間以上前にしましょう。夕方早くに1，2杯のお酒を飲む程度であれば，薬への影響は最小限に抑えられますし，おそらく睡眠の妨げにもならないでしょう。

*

　食べ物や飲み物は気分に直接的にも間接的にも影響を与えます。カフェイン，ニコチン（タバコ），アルコールは気分を変える物質ですので，もし摂取するとしてもほどほどにし，午後以降はとらないようにしましょう。また，睡眠や気分を悪化させるので，午後8時以降はお酒を飲まないようにしてください。健康に悪い食事パターンが確認できると，健康を増進するために行動を変えていくことができます。何を食べているのかを確認することは，双極性障害をもつ人にとって大きな助けになるのです。食事計画を立てると，体と心の健康に良いものを意識して取り入れるようになります。オメガ3脂肪酸を豊富に含む食事は気分を改善します。オメガ3脂肪酸は亜麻仁やクルミ，鮭，一部の栄養剤にも含まれています。色が鮮やかな果物や野菜，複合糖質，脂肪分の少ない適量のタンパク質など，さまざまな食べ物をとるようにして，飽和脂肪酸やトランス脂肪酸，加工食品，精製食品を控えるのが健康的な食事です。このような食生活を心がけると，脳が効率よく働くようになります。

　健康的な食事のための方法をまとめます。まず，今度スーパーに行くときには，これまでに食べたことのない野菜や果物を買ってください。次に，インターネットでその食品の栄養価を確認し，好きな料理本で料理方法を調べてください。この行動は，多種多様な果物や野菜を食事に取り入れられるようになるまで，毎週繰り返してください。また，毎週1種類のオメガ3脂肪酸を食事計画に追加し，気分を安定させる栄養分をとるようにしてください。

| 第9章
サポートシステムを築く

　サポートシステムとは，友人や家族など，あなたが必要とするときに手助けをしてくれる意思があり，それができる人たちによるネットワークのことです。このサポートには，通院の付き添いから，治療プログラムを一緒に行なうことまで，さまざまなものが含まれます。友人や家族にはお子さんの世話をおねがいしたり，入院する場合は上司にそれを伝えてもらったり，すぐにしなければいけないことをしてもらったりできます。担当医，カウンセラー，看護師なども，あなたのサポートネットワークで重要な役割を担っています。危機に陥ったときに頼れるプロを知っていることは，本当に大切なことなのです。覚えておいてほしいのは，もしあなたがサポートを必要としていても，そのことを知らなければ誰もサポートすることができないということです。そして，あなたの健康の回復や維持のためにサポートが重要であることも覚えておいてください。サポートシステムはあなたの命を守ります。双極性障害をもつ人にとって，服薬と心理療法に加えて，サポートシステムが生存時間を延ばす大切な要因になっていることが明らかになっています（Altman et al., 2006）。

サポートの種類

　健康的な生活スタイルを維持したり，症状の引き金を減らしたり，症状を最小限に抑えるには，いくつかのサポートが必要となります。次にサポートの種類をまとめます。

- 感情面のサポートは，あなたが心細いときに寄りかかることのできる肩のようなものです。批評をしない聞き上手の人と話すのがベストです。怖いとき，不安なとき，眠れない夜中などに電話できる人がいると，気持ちの支えになります。このようなサポートは，家族や友人だけでなく，自殺予防ホットラインやいのちの電話でも得ることができます。

- 友人や家族，専門家からのサポートは，健康的な生活や，状態を維持する行動計画に役立ちます。あなたの健康的な生活には，いろいろな人が重要な役割を担っていることを忘れないでください。スポーツでは仲間や指導者が，薬物治療では一緒に暮らしている人（家族）が良い支えになってくれるはずです。インターネットでのつながりや自助グループも服薬や心理療法への参加を励ましてくれるでしょう。

- 一緒に住んでいる人（家族）や近所の親しい友人には，家事や子どもの世話，ペットの世話などを助けてもらうことができます。それらをあなたの代わりにやってくれるベビーシッターや家政婦，ペットシッターなどを雇うこともできます。

- 治療面でのサポートは，治療計画の実行を強く後押ししてくれます。どのようなサポートグループでも，治療計画を実行するうえで大きな助けとなります。カウンセラーも，そのときのサポート資源のひとつと考えてください。

- あなたが働けない場合や，躁病エピソードで買い物をしすぎた場合などでは，経済的なサポートが必要になるかもしれません。緊急にお金を貸してくれる人はなかなか見つかりませんが，家族や親しい友人なら，たいていはサポートしてくれます。

- 上司からのサポートは，仕事を失わないために役立ちます。しかし，いざ職場の人に病気のことを話そうとしても，予期せぬことが起

こったり偏見をもたれないかと不安になって，言い出せない人が多いようです。職場以外のサポートネットワークで仕事関連のサポートを得ようとする人が多いのはこういった理由からです。病気のことを伝えることはたしかに不安ですが，協力的な上司なら，健康を維持できるように職場環境を調整してくれたり，仕事に関するストレスを減らしたりしてくれるかもしれません。

● 危機的状況へのサポートも必要です。危機的状況では，昼夜を問わず，さまざまなサポートがすぐに必要になります。危機的状況では，サポートすることを事前に同意してくれた信頼できる人に依頼しましょう。自殺予防ホットラインや，いのちの電話に電話したりするのもよいでしょう。

● あなたが取り組みたいことに詳しい人やサポートしてくれる人も，サポートグループから見つけることができます。ネット上でも，直接会う場合でも同じです。あなたにぴったりのサポートグループとは，そのグループの考え方にあなたが賛成できるかどうかです。グループを行なう時間帯や場所も重要です。ネット上のグループなら，全国から，必要なときに，柔軟にサポートを得ることができます。グループに参加していて安らぎを感じたり，グループのメンバーから支えられていると感じるなら，そのサポートグループはあなたにぴったりでしょう。ぴったりのグループが最初に見つかる場合もありますが，いくつかのグループを訪ねてみる場合もあります。たとえば，アメリカには Daily Strength（http://www.dailystrength.org/）というネット上のサポートグループがあります。

サポートネットワークを築く

気づかないうちにサポートネットワークを手に入れている場合もあります。しかし，双極性障害について話すことができるような信頼のおけ

る人を意識的に探したほうがよい場合もあります。その場合は，あなた
が良い状態でいられるためにしてほしいことを，その人にしっかり伝え
る必要があります。ただし，サポートネットワークを築くときは，慎重
に行動したほうがよいでしょう。

他の人にあなたの双極性障害について話すこと

　自分のためのサポートネットワークを築こうとするとき，一番つらい
のは，周囲の人に自分の双極性障害について話さなければいけないこと
です。周囲の人に話すと，拒絶されたり失望されたり非難されたりする
リスクが生じます。そのため，あなたのことを心配してくれる人や親し
い人だけに伝えるとしても，準備を整える必要があります。心理的な病
気に対して偏見をもっている人は多いものです。まわりの人がもってい
る病気のイメージと，あなたのイメージが一致しない可能性があります。
しかし，病気の秘密を打ち明けることは，一部の人に誤解されたとして
も，価値のあることです。また，長い目で見れば，差別や偏見を減らす
きっかけになるのです。
　あなたのサポートネットワークの一員になってくれる人とは，あなた
の話をよく理解してくれる人や，あなたの状態に応じて手助けをしてく
れる人のことです。そんな人たちには，双極性障害の情報が十分に盛り
込まれているパンフレットを渡しておきましょう。そうしておくと，後
で疑問がわいても答えを見つけることができます。率直にコミュニケー
ションを取ったり，自分の感情を認めたりすることは，健全な関係のな
かでこそ可能になります。しかし，どのような人間関係でもつらい時期
があるものです。周囲の人に話すと，その人との関係が一気に緊張して
しまうかもしれません。ですが，自分自身のことを公にし，相手が感じ
ていることに耳を傾けてそれを理解しようとすれば，その人との関係は
最終的に強まります。
　あなたのことをすぐには理解できない人もいるでしょう。しかし，もっ

と時間や情報があれば理解できる人もいます。あなたの病気のことを知っておいてほしい人とは，あなたと一番親しい人です。また，これまでにあなたの病気によって影響を受けたり，今後影響を受けたりする可能性のある人です。あなたの行動の理由を大切な人に病気のせいだと理解してもらうことは，本当に良いことなのです。理解に時間が必要な人もいるでしょう。そんなときは，その人が本当はどういう人なのかがわかるときだと思ってください。誰にも話さないという選択肢はありません！　病気のことを秘密にしておくと，孤立を強めてしまい，症状の管理が妨害されてしまいます。「何人も一島嶼にてはあらず（No man is island）」という言葉が示すように，すべての人にサポートシステムは必要なのです。

- 他の人に伝えるコツ

　他の人に双極性障害について話すことは簡単ではありません。そこで，必要なサポートを得る最初のコツを紹介しておきましょう。異なるグループの人に話すコツは少しあとで説明します。あなたの生活にかかわるすべての人に話す必要はありません。たとえば，ほとんど連絡を取らない人や，親しくない人には知らせる必要はありませんし，サポートしてもらえそうもない人にはじめから声をかけるのも控えましょう。

　まず，親しい人のなかでも，あなたの病気で影響を受けた人に伝えることから始めましょう。その人は，あなたのこれまでの行動の理由を正しく理解できるようになります。また，あなたの状態が悪いときでも助けてくれた人のなかから，あなたの双極性障害に気づいていなかった人にも伝えましょう。その人はこれからも手助けしてくれるでしょうし，あなたの行動について説明を受ける権利があるとも言えます。サポートしてもらえそうもない人は，リストの下のほうにしておいてください。確実にサポートしてくれる人に対してうまく説明できたら，その他の人にも伝える勇気がわいてくるものです。ACTION STEP 9.1 を使っ

第 9 章　サポートシステムを築く　│　175

て，双極性障害について伝えたい人を，協力してもらえる可能性の順に
リストアップしてください。誰に伝えるか決めたら，次のコツを参考に
して伝えてください。

1. あなたが落ち着いている時間や場所を見つけましょう。大勢の人
  がいる場所はよくありませんから，伝えたい人を家に招いて，テ
  レビやラジオを消しましょう。上司に伝えるのであれば，会社の
  個室でドアを閉めて話したいと頼みましょう。少なくとも 1 時間，
  静かに話せる場所を確保してください。そして，病気自体やまわ
  りへの影響についての質問に答えられるようにしておきましょう。
  次のような言い方で切り出すとよいでしょう。「私にとって大切
  なことをあなたに伝えたいんです。疑問に思ったことは後で何で
  も聞いてくださいね。私は今，深刻な病気で健康を維持するのが
  難しい状態なんです。双極性障害という病気です。双極性障害っ
  て何か知っていますか？　うつの気分と躁の気分の間で揺れ動く，
  慢性的な病気なんですが，治せる病気なんです」。

2. 双極性障害のことを周囲の人に伝える場合，病気自体については
  事実を簡単に，病気があなたに及ぼす影響については短く伝える
  ように心がけましょう。相手と関係に応じて，自分がどのくらい
  その人を気遣っているか，どのくらい重要に思っているか，とい
  うことから話しはじめたり，なぜその人を選んだのか，というこ
  とから話しはじめてもいいでしょう。もしエピソードのために一
  度でもその人に苦痛を与えたことがあるなら，それを謝罪したり，
  そうしたふるまいは病気のせいだったということを説明してもよ
  いでしょう。

3. 参考になる書籍やウェブサイトなどのリストを手渡すことも大切
  ですが，相手からの病気についての質問に直接答える機会を設け
  ましょう。まずは相手の質問に答え，そのうえで，選んでおいた

書籍やパンフレット，ウェブサイトを紹介します。たとえば，アメリカのウェブサイトには，アメリカ国立心理保健研究所（www.nimh.nih.gov）や，アメリカ心理障害者のための連合会（www.nami.org），うつ病・躁うつ病支援連合（www.dbsalliance.org）といったものがあります（こうしたウェブサイトからは役に立つパンフレットを手に入れられます）。

4. 相手の質問にすべて答えた後でも，雰囲気が良くて相手が協力的だったら，具体的に依頼したいことを伝えてもよいでしょう。

次に，病気のことをあなたの大切な人に伝える方法，お願いすべきサポートとその頼み方について考えてみましょう。

- **家族のなかの大人に伝える場合**———まず，家族の一人ひとりと話すのか，全員にまとめて話すのかを選ばなければなりません。家族が集まっているときに話をきりだすこともできますし，両親だけやきょうだいだけに手始めに話すこともできます。事前に考えておくべきことは，家族一人ひとりとあなたとの関係，その家族が率直に聞いてくれそうか，協力的な姿勢を見せてくれそうか，ということです。あなたのお子さんなど，特に親密な家族のために家族療法を受けることも視野に入れておいてください。病気を知ったことでわきあがる感情を家族療法で整理できますし，病気からあなたが受ける影響や，治療計画での自分の役割について理解を深められます。
- **自分の子どもに伝える場合**———お子さんに伝えるのは大変難しいことです。お子さんの年齢によって伝え方も変わります。お子さんの年齢が高いほど，症状や治療について詳しく話すことができます。年齢が低いお子さんでしたら，今は病気だけど，良くなってきていると簡単に伝える程度でしょう。「ママ（パパ）は，今は調子が良くないんだけど，お医者さんに行っているから良くなってきて

いるよ」といった具合に伝えるとよいでしょう。うつや躁の症状が以前にも出ていたなら，お子さんもおそらくあなたの変化に気づいています。そんなときは，あなたのふるまいの理由を伝えると，お子さんの恐怖や混乱がやわらぎます。ただし，あなたの症状にお子さんが責任を感じないように注意してください。今は治療を受けていることを伝え，これからもお子さんをいつも大事にすると保証して安心させてあげてください。また，病気について聞かされて感じた感情や疑問を共有したいとお子さんに伝えてください。エピソードのためにお子さんが苦痛を感じた可能性があれば，それについて謝り，もうそうしたことを起こさないよう努力していると伝えてください。

● **友人に伝える場合** ─── 友人関係の長さや質によっては，友人に伝えることは家族に伝えるより難しいかもしれません。友人のなかには，あなたの症状を見て知っている人がいるでしょう。もし知っていたら，双極性障害がどういうものか，双極性障害がどのような影響を生活に与えるのかを説明しやすいでしょう。友人に伝える状況は，家族のときと似ています。長いつきあいの友人グループなら，夕食をともにしているときに伝えてもよいですが，あまり親しくない人が混ざっているなら，一人ずつ伝えたほうが無難です。大切な話をするわけですから，一緒に散歩している道すがら，静かな公園，プライベートな場所などが適切です。

● **恋人に伝える場合** ─── 恋人に伝えるのもやはり難しいことですが，恋人があなたの症状に気づいている場合は伝えやすく，病気についての情報を共有すると，あなたのふるまいを理解しやすくなります。性機能への薬やエピソードの影響について話し合うのもよいでしょう。恋人と良い関係にあるなら，話し合うことで関係がより深くなります。食事のときや寝る前は避けて，話し合いのための時間を特別に設けましょう。病気の影響で恋人との関係がうまくいって

いなければ，第三者に同席してもらいましょう。その第三者にはカウンセラーも含まれます。あなたの説明を助けてくれるでしょう。

つきあって間もない場合は，伝えることにあなた自身の抵抗がなくなってから伝えましょう。誠実なおつきあいをしていくには，恋人も病気のことを知る必要がありますし，あなたのサポートにもつながります。病気のことを秘密にしておくより，それを伝えたうえで良い関係を築く努力をしたほうがあなたにとってずっとよいのです。

今は恋人がいないなら，恋人ができたときに，いつ伝えるのがよいか考えてみましょう。最初のデートでは早すぎます。病気の情報を共有するのに適切なときとは，お互いが真剣に交際したいと感じはじめたときです。病気は，あなたの人となりのなかで重要な部分を占めます。あなたと親密になりたい人が，あなたのことをよく理解し，これから先も考えていく必要があることを知っておくのは大切なことです。病気を伝えたうえで，あなたとの関係をどうしていくかの判断を相手にゆだねるのはフェアなことです。治療計画によって安定した状態が保たれるはずですが，恋人との関係も気分変動によって影響を受けます。あなたの症状の変化にいち早く気づくでしょうから，症状が出たときのサポートを受けられるかもしれません。サポートネットワークの一員である恋人には，自分の行動に変化があったときは率直に教えることと，サポートネットワークの他のメンバーにそれを伝えることを依頼しておきます。

- **同僚や上司に伝える** ─── 同僚や上司に伝えるかどうかは慎重に考えましょう。というのも，後々仕事に何か支障を来たしたり，職場で非難されたりする可能性があるからです。もし，以前あなたが仕事で問題を起こしたことがあるなら，病気のことを上司に伝えておくと，問題を起こした理由を上司に理解してもらえるでしょう。上司に伝えるなら，今あなたは積極的に治療に取り組んでいて，将来的

には改善される見込みがあることを知ってもらう機会にしましょう。直接の上司よりも前に人事部に相談したほうがよい場合もあります。また，あなたには法の下に確固たる権利があることを覚えておいてください。あなたが支障なく仕事ができるように，正当な扱いを求めることができます。職場に伝える前に弁護士に相談して，あなたの要求の法的な裏づけをはっきりさせておくこともよいかもしれません。

双極性障害を伝えることへの不安

　慢性的で重い病気を患っていることを誰かに伝えようと思えば，不安を感じるのは当然です。あなたが不安を感じているのなら，第5章で紹介したリラクセーションの技法をいくつか試して，このストレス状況に対処してください。深呼吸をしてリラックスしながら伝えたいことを書き出していくと，伝える自信がわいてきます。

　拒否されたり偏見をもたれたりするリスクに対処するためには，治療者と方針を話し合ってください。治療者だけでなく，ネット上の仲間に相談することもできます。病気のことを伝えて相手から拒否されたり，相手がとまどったりしたら，次のように返してください。

- 「難しい話だということは私にもよくわかります。ですから，あなたがこの事実を受け止めてくれるのを待ちます」。
- 「あなたをとまどわせてしまってごめんなさい。でも，聞いてもらえるなら話を続けたいし，どのような質問にでも答えます」。
- 「あなたがこんな反応をするとは思っていなかったから正直なところ驚いたけれど，親しい人からこんなことを言われて，どうしたらいいのかわからないのはよくわかります。もしこれ以上聞きたくないのなら，病気の資料を渡して話を終わりにします」。

親しい人から拒絶されたら傷つくのは当然です。相手との関係に応じて，助けを借りるのもよいでしょう。たとえば，まず恋人に病気のことを伝え，家族や共通の友人に伝える際に同席してもらうのです。誰かとチームを組んで病気のことを伝えることができれば，あなたの気持ちも支えられます。

ACTION STEP 9.1 誰に伝えたいですか？

双極性障害のことを伝えたい人のリストをつくりましょう。最も大切な人から順にリストアップしてください。伝えた後で協力してくれそうか，あなたと親しいか，あなたの症状から影響を受けてしまう人か，ということを考えながらリストをつくってください。たとえば，その人があなたの症状から影響を直接受ける人なら，あなたの行動について説明しておくと，その人にとっても助けになりますし，あなたとの関係を維持するためにもよいでしょう。

サポートネットワークにおける治療者の役割

治療者はサポートネットワークにおいて重要な役割を果たします。治療者はあなたと一緒に治療計画をつくってくれますし，あなたがサポートシステムをつくるのを助けてくれます。病気のことを誰かに伝える利点を話し合うことができますし，伝え方を練習することもできます。また，配偶者や子どもなど，あなたと関係の近い人に同席してもらい，治療者に助けてもらいながら伝えることができます。病気についての質問にも治療者に答えてもらうことができますし，あなたへのサポートシステムのイメージももちやすいでしょう。

あなたの意思に反した入院が必要になった場合に備えて，医療についての事前指示書の作成が必要かどうか判断することを治療者は手伝って

くれます。事前指示書とは，医療に関するあなたの意思を表わすことであり，場合によっては弁護士などの代理人があなたに代わって伝えることもあります。文書には，あなたが将来受けたいケアへの指示が書かれます。あなたの場合には，双極性障害に特化したケアも含まれます。あなたが入院を必要としたときに，治療に関する情報を共有すべき人を誰にするかを治療者と相談できます。一般に，情報共有の権利をもつ人は，両親，配偶者，親しくて信頼できる友人などです。

　治療者と相談して，どのようなサポートネットワークを治療計画に含めるのか検討してください。付き添いや医療機関の予約を誰に依頼すべきか，サポートグループはどれにすべきかなどを決める際に，治療者はあなたを助けてくれます。

サポートネットワークに加わってもらう人

　今のあなたに強力なサポートネットワークがないなら，あなたの健康をサポートしてくれる人とつながる必要があります。つまり，今こそサポーターをつくりはじめるときなのです。

サポートグループ

　まず，双極性障害に特化したサポートグループや精神障害全般に関するサポートグループが考えられます。そうしたグループのメンバーはあなたの体験をよく理解してくれますし，あなたが活動に参加すればするほど，あなたのことを深く理解してくれます。まだサポートグループに参加したことがないなら，今こそ参加を始めるときです。居心地の良いサポートグループを見つけるために，いくつか回ってみてもかまいません。インターネットや治療者から地域のサポートグループのリストを入手することもできます。サポートグループを選ぶ鍵となるのは，あなたの感情や考えを話しても安心かどうか，メンバーとあなたとの間に共通

するところがあるかどうかです。もしそのグループに世話人がいるのなら、その人のグループ運営に関する資格や経験を確認してください。グループの活動や、誰がどのようにリーダーシップを取るのかについて、あなたが満足できるかどうかが大切です。

他のタイプのグループ

ヨガ教室などのようなエクササイズプログラムに参加するのもよいでしょう。エクササイズを通して、健康維持という目的を共有する人に出会えますし、彼らとの人間関係を楽しむこともできます。活動の後にお茶に誘ったりすれば、友人をつくることもできます。

もしすでに何かに参加しているなら、それをソーシャルサポートネットワークに加えたり、縁のありそうな人を選んでネットワークに加えたりしてもかまいません。まずは、一度でもどこかで声を交わしたことのある人に挨拶してみましょう。集まりであったことを話していたら、いつの間にかお茶や映画や夕食に行くことになったり、集まりで必要なものを一緒に買いにいくことになったりするものです。はじめからうまくいかないかもしれませんが、自分には友人が少ないと感じているなら、ソーシャルサポートを豊かにするためにチャレンジを続けましょう。

また、つきあいやすい同僚がいるなら、仕事外で娯楽に誘うのもよいでしょう。ボランティア活動に参加すると、興味を共有する人とかかわれますし、他の人を支援することでうつ症状を予防したりやわらげたりすることもできます。読書クラブ、編み物グループ、チェスクラブなどに参加するのは、共通の興味をもつからこそ協力的な関係を築くことができる良い方法です。

サポートを求めること

以前から親しい人は気持ちの面でサポートしてくれます。新しい友人は、あなたが助けてもらいたいときに、まだ心の準備ができていないか

もしれません。家族や親しい友人には家事の手伝いを依頼しましょう。家の手入れが難しければ，清掃サービスのプロを雇うこともできます。お子さんやペットの世話はプロに依頼したり，子どもやペットを好きな友人に任せたりすることもできます。緊急時にお子さんがよく知らない人と一緒にいなければならない状況は避けるべきです。

　あなたが何を必要としており，誰がそれを援助できるのか，治療者との協同作業のなかでそれを見極めるのが一番良いでしょう。まず，あなたが必要としているサポートを，何でもよいのでリストアップしてください。子どもの世話，エクササイズプログラムのサポート，通院の付き添い，買い物の補助，落ち込んでいるときでもベッドから出て活動する後押しなど，ありとあらゆるサポートがあるはずです。

｜ サポートを求めるコツ

　あなたが「自分のことは自分でする」ことを重んじているなら，サポートの必要性を認めることが難しいかもしれませんし，実際にサポートを求めることはもっと難しいでしょう。勇気がいるかもしれませんが，サポートを求めること自体，心理的健康の維持にあなたが主体的に取り組んでいる証拠です。プライドによって不健康になっては元も子もありませんし，多くの人が「友人を助けるのは当然だ」と思っています。あなたを本当に心配している人なら，あなたの健康な姿を見たいものですし，依頼があればすぐにサポートの準備をしてくれるでしょう。ここで，サポートを求めるためのコツをいくつか紹介します。

1. サポートを求める前に，その人があなたに必要なサポートを提供できるかどうか考えてください。たとえば，その人はあなたを車に乗せて買い物に連れて行ってくれるでしょうか？　ペットや植物の世話をしてくれるでしょうか？　病院の送り迎えをしてくれるために日程調整できるでしょうか？　また，これまでその人が

あなたをどのくらい助けてくれたのかも考えてください。あまり協力的でない人にも依頼はできますが，断られても驚かないようにしてください。お子さんへのサポートが必要なら，世話をする時間とエネルギーはもちろんのこと，すでにお子さんがなついている人がよいでしょう。

2. 相手に対しては，「私は……を必要としています」や「私は……と感じています」と話しはじめ，「だから，もし……してもらえたら助かります」や「だから，もし……をしてくれたら本当に助かるのですが」と続けましょう。

3. 必要としていることをはっきりさせましょう。たとえば，お子さんへのサポートが必要なら，何日の何時から何時の間で依頼したいのかを，具体的に伝えましょう。

4. 相手にも質問してもらい，あなたが必要としていることだけでなく，どのようにサポートしたらいいのかを，相手がはっきりとイメージできるようにしましょう。

5. あなたの依頼を喜んで引き受けてくれる人には感謝の気持ちを伝えましょう。もしサポートしてもらえなくても，考えてくれたことに感謝の気持ちを伝えましょう。サポートしてくれなかったとしても，あなたを嫌っていることにはなりません。単にそのときは都合が悪かっただけかもしれません。サポートを断られたら，気持ちの面で支えになってくれるサポートネットワークを使って，そのときのネガティブな気持ちに対処するのを援助してもらってください。

6. 必要なサポートを受けたら，相手に感謝の気持ちを伝えることを忘れないでください。いつも1人だけに依頼しているとその人が疲れてしまうので避けましょう。さまざまなサポート資源を探してみてください。そうすると，さまざまな物の見方や考え方に触れることもできます。

7. 友人だけでなく，地域のホットラインやサポートグループ，オンラインのサポートグループなども利用しましょう。

危機のサポート

あなたがこの本に書かれたアドバイスを取り入れ，処方された薬を飲み，定期的に治療を受けたとしても，躁やうつのエピソードを完全に防ぐことは難しいものです。自分でコントロールできなくなる前にプランを立てておきましょう。危機のマネジメントプランを立てておくと，万一危機的状況に陥っても，すぐに効果的な治療を受けることができます。危機的な状況に陥ると，「サポートなんか要らない！」とあなたが言い出す可能性があります。そんなときでも，サポートしてくれる人をプランに入れておけば，その人たちがあなたのためになるように行動してくれます。必要なサポートを自分では求められないような事態でも，その人たちが支援機関につないでくれます。

危機のマネジメントプランを立てるために，次のものを準備してください。

- サポートネットワークのメンバーのリスト（その人の役割と連絡先）
- 飲んでいるすべての薬とその服薬理由のリスト
- 治療者と薬局のリスト
- 専門家に任せたほうがよい症状のリスト
- サポートネットワークのメンバーへの指示のリスト（症状のために自分のことができなくなったときに使います。「請求書が来たら支払う」などといった日常的な内容も含まれますが，金銭的なことは家族に依頼するのが一番よいでしょう。家族のほうが銀行口座の管理がしやすいからです）
- 必要なときに病院に車で送ってくれる人のリスト

- 自分のことができなくなったときのための，お子さんやペットの世話についての指示
- 入院する場合も考えて，同僚や親しい人への連絡についての指示
- 保険の情報
- 自分のことができなくなったときのための事前指示書と代理人に関する情報（必要なら医者や弁護士と相談して作成してください）

ここで挙げた情報をファイルして，よく見えるところに置き，サポートシステムに入っている2人以上の人にその場所を教えておきましょう。治療者にもコピーを保管しておいてもらいましょう。さらに，信頼のおける人で，あなたの依頼を実行してくれる人にコピーを渡しておくのもよいでしょう。財布には，健康保険証の番号，少なくとも3名分の緊急連絡先，治療者の連絡先を入れておきましょう。

ACTION STEP **9.2** **誰にサポートを依頼するのか？**

あなたが必要とするサポートには次のようなものがあります。サポートを提供してくれる人をそれぞれ1〜3名，ルーズリーフにリストアップしてください。メールアドレスや住所，電話番号などの連絡先も書いてください。

- 気持ちの面でのサポート
- 経済的なサポート
- 子どもやペットの世話
- 家事の手伝い
- 病院への付き添い
- 危機的状態でのサポート

＊

　サポートを依頼することは難しいものです。ただ，誰にサポートして
もらうのが一番良いのかがいったん定まると，サポートを依頼する方法
を考えやすくなります。サポートを断られたり，失望したりしてしまう
こともあるでしょう。しかし，よく考えて，注意しながら伝えると，た
いていスムーズにいきます。双極性障害自体やサポートを求めているこ
とをどのように伝えるのか，時間をかけて伝え方を練れば，実りのある
話し合いができ，しっかりしたサポートシステムを築くことができます。

| コラム 3

日本における双極性障害の当事者への
ソーシャルサポート

佐々木恵太郎・栗本淳子・松本 恵・佐々木淳

　ソーシャルサポートとは，私たちが暮らす社会のなかで得られるさまざまな支援のことで，ストレスをやわらげるのに役立ちます。ソーシャルサポートには，大きく分けて2つのものがあります。1つ目は，情報やアドバイスなど，すぐに役に立つ情報や資源を提供することで，「道具的サポート」と呼ばれます。2つ目は，悩みや問題をもっている人に対して，そのつらさを共有して分け合おうとすることで，「情緒的サポート」と呼ばれます。第9章で紹介されているように，双極性障害の当事者にとって，ソーシャルサポートは自らを守り，よりよく生活していくために大切なものです。

　このコラムでは，日本国内での双極性障害の当事者やそのご家族のグループについて，主なものを紹介します。ここで紹介するものはすべてインターネットから情報を得ることができますので，詳しくはサイトをご覧ください。おしゃべりを中心としたもの，勉強会を中心としたもの，事前登録が必要なもの，ふらりと遊びに来てもよいもの，個人が主催しているもの，女性向けのものなど，ここに挙げただけでもさまざまな彩りがあることがわかると思います。い

わずもがなのことですが，当事者やそのご家族のためのグループなので，信仰，宗教，政治，営利などを目的とした参加はご遠慮ください。

当事者やその家族のグループ

関東ウェーブの会
「すべての躁うつ病者に開かれた」会を目標に今年10周年を迎えた当事者会です。「周りに理解してもらえない」という独特な孤立感から解放される目的で，定期的に東京都内において会合を開いており，そこでは当事者本人ではなく，その家族も参加可能となっています。躁うつ病に関する悩みや疑問の相談はサイトの掲示板やチャットを通しても行なわれています。
［▶ http://bipolar.ac/kanto/］

三多摩うつ＆躁うつ茶話会
東京都三多摩地域で活動しています。気分障害（うつ病，双極性障害）の当事者の雑談会です。自分の気持ちや体験を参加者に聞いてもらったり，参加者の話に共感したりといった「分かち合い」を目的としています。基本的に症状が安定しているか軽い状態にある人，または慢性状態の人を対象に，月2回の茶話会を開催しています。本名を名乗る必要はなく，ニックネームで参加できます。
［▶ http://www.geocities.jp/utsu_shg/］

とまり木
双極性障害を抱える女性たちが「少し羽根を休めて，ホッとできる場」を提供しています。その日の気分と都合が合えば，どなたで

も自由にマイペースに参加することができます。内容は，ミーティング形式ではなく，参加者の創意工夫を生かすのも特徴のひとつです。月に 1, 2 回程度（曜日不定期），主に文京区周辺で行なわれます。子連れでの参加はご遠慮ください。

[▶ http://blogs.yahoo.co.jp/tomarigi16]

双極くらぶ HAPPY

さいたま市で活動する双極性障害をもつ方の自助グループで，月1 回，桜木公民館で定例会を行なっています。(1) 双極性障害に対する相互理解を深める勉強会，(2) 各々のスキルアップ（料理・手芸・パソコン・音楽など），(3) ピアサポート活動，ピアサポーター育成，(4) 普及啓発活動，(5) レクリエーション活動などの活動があり，入会したメンバー向けの専用 SNS が開設されています。

[▶ http://blogs.yahoo.co.jp/soukyoku_happy]

Bipolar-Quest 神奈川県双極性障害の会

「Bipolar（双極性）を Quest（探求）する」という意味を込めて名付けられた会です。SNS での交流や集会，インターネットでの情報発信を通して，双極性障害の生き方を探求・探索します。横浜で月2 回，小田原で隔月の集会を開催しており，ハイキングなどのイベントもあります。サイトには双極性障害についてのさまざまな情報が掲載されています。

[▶ http://bipolar-quest.com/lithium/]

東京うつ病友の会

うつ病，うつ状態の方（双極性障害も含みます），また過去に経験したことのある方が，うつのつらさをみんなで分かち合い，より

よく生きることを目標としています。定例会は毎月1回，東京都内で開催されています。また，不定期で女子会やレクリエーションも開催されています。予約は必要ないので，当事者・経験者なら直接会場に来て参加費を払えば誰でも参加できます。

［▶ http://tokyo-utu.net/］

*

　以上のように，インターネットからソーシャルサポートについて多くの情報を得ることができます。ソーシャルサポートにはそれぞれの運営方針や参加の仕方がありますので，自分にぴったりくるグループを見つけることが大切であることは，第9章でも触れてある通りです。スペースの都合上，あまり多くのソーシャルサポートを紹介できませんでしたが，ここで紹介したもの以外にもご自分に合ったグループがあると思いますので，探してみるとよいでしょう。

　そのほかにも，インターネット上で情報交換や交流を行なっている「コミュニティサイト」がありますので，自分に合ったものを探してみてほしいと思います。

　当事者やそのご家族へのグループを紹介するにあたって，このコラムでも紹介している関東ウェーブの会の皆様にご協力いただきました。記して御礼申し上げます。

参考文献

Altman, S., S. Haeri, L. Cohen, A. Ten, E. Barron, I.I. Galynker, and K.N. Duhamel. 2006. Predictors of relapse in bipolar disorder: A review. *Journal of Psychiatric Practice* 12（5）: 169-82.

American Heart Association. 2008. Fish and omega-3 fatty acids. Accessed at www.americanheart.org/presenter.jhtml?idrntifier=4632 on June 15, 2008.

APA（American Psychiatric Association）. 2000. *Diagnostic and Statistical Manual of Mental Disorders*. 4th ed.（text revision）. Washington DC: American Psychiatric Publishing, Inc. www.nimh.nih.gov/health/publications/bipolar-disorder/introduction.shtml（accessed June 15, 2008）.

Americans with Disabilities Act. 1990. *U.S. Code* 42, § 12101, reprinted by U.S. Equal Employment Opportunity Commission et www.eeoc.gov/policy/ada.html（accessed March 11, 2008）.

Baldassano, C.F., L.B. Marangell, L. Gyulai, S.N. Ghaemi, H. Joffe, D.R. Kim, K. Sagduyu, C.J. Truman, S.R. Wisniewski, G.S. Sachs, and L.S. Cohen. 2005. Gender differences in bipolar disorder: Retrospective data from the first 500 STEP-BD participants. *Bipolar Disorders* 7: 465-70.

Bale, G.L. 2006. Stress sensitivity and the development of affective disorders. *Hormones and Behavior* 50 （4）: 529-33.

Barbour, K.A., T.M. Edenfield, and J.A. Blumenthal. 2007. Exercise as a treatment for depression and other psychiatric disorders: A review. Journal of Cardiopulmonary *Rehabilitation and Prevention* 27(6): 359-67.

Barone, J.J., and H.R. Roberts. 1996. Caffeine consumation. *Food and Chemical Toxicology* 34（1）: 119-29.

Bauer, M., P. Grof, N. Rasgon, T. Bschor, T. Glenn, and P.C. Whybrow. 2006. Temporal relation between sleep and mood in patients with bipolar disorder. *Bipolar Disorder* 8（2）: 160-67.

Brostedt, E.M., and N.L. Pedersen. 2003. Stressful life events and affective illness. *Acta Psychiatric Scandinavica* 107（3）: 208-15.

Chiu, C.C., S.Y. Huang, C.C. Chen, and K.P. Su. 2005. Omega-3 fatty acids are more beneficial in the depressive phase than in the manic phase in patients with bipolar I disorder. *Journal of Clinical Psychiatry* 66（6）: 1613-14.

Choi, B.C., A.W. Pak, J.C. Choi, and E.C. Choi. 2007. Daily step goal of 10,000 steps: A literature review. *Clinical and Investigative Medicine* 30（3）: E146-51.

Cohen, A., C. Hammen, R.M. Henry, and S.E. Daley. 2004. Effects of stress and social support on recurrence in bipolar disorder. *Journal of Affective Disorders* 82（1）: 143-47.

Colom, F., and D. Lam. 2005. Psychoeducation: Inproving outcomes in bipolar disorder. *European Psychiatry* 20（5-6）: 359-64.

Colom, F., F. Vieta, M.J. Tacchi, J. Sánchez-Moreno, and J. Scott. 2005. Idenfying and improving non-adherence in bipolar disorders. *Bipolar Disorders* 7（Suppl. 5）: 24-31.

DBSA（Depression and Bipolar Support Alliance）. 2005. "Food and Mood" brochure. www.dbsalliance.org/site/PageServer?pagename=about_publications. Accessed on March 4, 2008.

Ewing, J.A. 1984. Detecting alcoholism: The CAGE questionaire. *Journal of the American Medical Association* 252（14）: 1905-07.

Fagiolini, A., D.J. Kupfer, J. Scott, H.A. Swartz, D. Cook, D.M. Novick, and E. Frank. 2006. Hyothyroidism in patients with bipolar I disorder treated primarily with lithium. *Epidemiologia e Psichiatria Sociale* 15（2）: 123-27.

Frances, A., J.P. Docherty, and D.A. Kahn. 1996. Expert consensus treatment guidelines for bipolar disorder: A guide for patients and families. *Journal of Clinical Psychiatry* 57（Suppl. 12A）. Reprint, National Depressive and Manic Depressive Association（NDMDA）, 1996.

Frank, E., J.M. Gonzalez, and A. Fagiolini. 2006. The importance of routine for preventing recurrence in bipolar disorder. *American Journal of Psychiatry* 163: 981-85.

Fyre, M.A., and I.M. Salloum. 2006. Bipolar disorder and comorbid alcoholism: Prevalence rate and treatment cosiderations. *Bipolar Disorder* 8: 677-85.

Garno, J., J. Goldberg, P. Ramirez, and Barry A. Ritzler. 2005. Impact of childhood abuse on the clinical course of bipolar disorder. *British Journal of Psychiatry* 186: 121-25.

Goldstein, B.I., V.P. Velyvis, and S.V. Parikh. 2006. The association between moderate alcohol use and illness severity in bipolar disorder: A preliminary report. *Journal of Clinical Psychiatry* 67（1）: 102-6.

Gonzalez-Pinto, C., Gonzalez, S. Enjuto, B. Fernadez de Corres, P. Loprez, J. Palomo, M. Gutierrez, F. Mosquera, and J.L. Perez de Hereidia. 2004. Psychoeducation and cognitive-behavioral therapy in bipolar disorder: An update. *Acta Psychiatrica Scandinavica* 109: 83-90.

Goodwin, R.D., and A. Marusic. 2006. Low sleep as a predictor of suicide ideation and attempt: A general population study. *Psyciatria Danubina* 18（Suppl. 1）: 133.

Gutierrez, M.J., and J. Scott. 2004. Psychological treatment for bipolar disorders: A review of randomised controlled trials. *European Archives of Psychiatry and Clinical Neuroscience* 254（2）: 92-98.

Gyulai, L., M. Bauer, M.S. Bauer, F. García-España, A. Cnaan, and P.C. Whybrow. 2003. Thyroid hypofunction in patients with rapid-cycling bipolar disorder after lithium challenge. *Biological Psychiatry* 53: 899-905.

Jamison, K.R. 2000. Suicide and bipolar disorder. *Journal of Clinical Psychiatry* 61（Suppl. 9）: 47-51.

Jones, S.H. 2001. Circadian rythms, multilevel models of emotion, and bipolar disorder: An initial step towards integration? *Clinical Psychology Review* 21（8）: 1193-1209.

Jones, S.H. 2004. Psychotherapy of bipolar disorders: A review. *Journal of Affective Disorders* 80（2-3）: 101-14.

Kaplan, B.J., S.G. Crawford, C.J. Field, and J.S.A. Simpson. 2007. Vitamins, minerals, and mood. *Psychological Bulletin* 133（5）: 747-60.

Keck, P.E., and S.L. McElroy. 2003. Bipolar disorder, obesity, and pharmacotherapy-associated weight gain. *Journal of Clinical Psychiatry* 64（12）: 1426-35.

Kessing, L.V., E. Agerbo, and P.B. Mortensen. 2004. Major stressful life events and other risk factors for first admission with mania. *Bipolar Disorders* 6（2）: 122-29.

Kessler, R.C., W.T. Chiu, O. Demler, and E.E. Walters. 2005. Prevalence, severity, and comorbidity of 12-month DSM-IV disorders in the National Comorbidity Survey Replication NCS-R. *Archives of General Psychiatry* 62: 617-27.

Kilbourne, A.M., D.L. Rofey, J.F. McCarthy, E.P. Pst, D. Welsh, and F.C. Blow. 2007. Nutrication and exercise behavior among patients with bipolar disorder. *Bipolar Disorders* 9（5）: 443-52.

Kleindienst, N., R.R. Engel, and W. Greil. 2005. Psychosocial and demographic factors associated with response to prophylactic lithium: A systematic review for bipolar disorders. *Psychological Medicine* 35: 1685-94.

Leitzmann, M.F., Y. Park, A. Blair, R. Ballard-Barbash, T. Mouw, A.R. Hollenbeck, and A. Schatzkin. 2007. Physical activity recommendations and decreased risk of mortality. *Archives of Internal Medicine* 167 (22): 2453-60.

Leverich, G.S., and R.M. Post. 2006. Course of bipolar illness after history of childhood trauma. *Lancet* 367: 1040-42.

Lin, P.Y., and K.P. Su. 2007. A meta-analytic review of double-blind, placebo-controlled trials of antidepressant efficacy of omega-3 fatty acids. *Journal of Clinical Psychiatry* 68 (7): 1056-61.

McDevitt, J., and J. Wilbur. 2006. Exercise and people with serious, persistent mental illness: A group walking program may be an efficacy way to lower the risk of comorbidities. *American Journal of Nursing* 106 (4): 50-54.

McIntyre, R.S., J.Z. Konarski, K. Wilkins, J.K. Soczynska, and S.H. Kennedy. 2006. Obesity in bipolar disorder and major depressive disorder: Results from a National Community Health Survey on mental health and well-being. Canadian *Journal of Psychiatry* 51: 274-80.

Miklowitz, D.J., and M.J. Goldstein. 1990. Behavioral family treatment for patients with bipolar affective disorder. *Behavior Modification* 14 (4): 457-89.

Miklowitz, D.J., and M.W. Otto. 2006. New psychosocial interventions for bipolar disorder: A review of literature and introduction of the systematic treatment enhancement program. *Journal of Cognitive Psychotherapy* 20: 215-30.

Miklowitz, D.J., M.W. Otto, E. Frank, N.A. Reilly-Harrington, S. R. Wisniewski, J.N. Kogan, A.A. Nierenberg, J.R. Calabrese, L.B. Marangell, L. Gyulai, M. Araga, J.M. Gonzalez, E.R. Shirley, M.E. Thase, and G.S. Sachs. 2007. Psychosocial treatments for bipolar depression: A 1-year randomized trial from the Systematic Treatment Enhancement Program. *Archives of General Psychiatry* 64 (4): 419-27. In National Institute of Mental Health (NIMH). 2007. Results from the NIMH-funded systematic treatment enhancement program for bipolar disorder (STEP-BD). Accessed at www.nihm.nih.gov/health/trials/practical/step-bd/index.shtml on June 15, 2008.

Milano, W., F. Grillo, A. Del Mastro, M. De Rosa, B. Sanseverino, C. Petrella, and A. Capasso. 2007. Appropriate intervention strategies for weight gain induced by oranzapine: A randomized controlled study. *Advances in Therapy* 24 (1): 123-24.

NIMH (National Institute of Mental Health). 2001. Bipolar disorder. Accessed an www.nimh.gov/publicat/bipolar.cfm on September 20, 2006.

Nierenberg, A.A., T. Burt, J. Matthews, and A.P. Weiss. 1999. Mania associated with St. John's wort. *Biological Psychiatry* 46 (12): 1707-8.

Parker, G., N.A. Gibson, H. Brotchie, G. Heruc, A.M. Rees, and D. Hadzi-Pavlovic. 2006. Omega-3 fatty acids and mood disorders. *American Journal of Psychiatry* 163: 969-78.

Paykel, E.S. 2003. Life events and affective disorders. *Acta Psychiatrica Scandinavica* 108 (Suppl. 418): 61-66.

Peden, A.R., M.K. Rayens, L.A. Hall, and E. Grant. 2005. Testing an intervention to reduce negative thinking, depressive symptoms, and chronic stressors in low-income single mothers. *Journal of Nursing Scholarship* 37 (3): 268-74.

Perlman, C.A., S.L. Johnson, and T.A. Mellman. 2006. The Prospective impact of sleep duration on depression and mania. *Bipolar Disorders* 8 （3）: 271-74.

Preston, J., J.H. O'Neal, and M. Talaga. 2009. *Consumer's Guide to Psychiatric Drugs.* New York: Simon and Schuster.

Poulin, M.J., L. Cortese, R. Williams, N. Wine, and R.S. McIntyre. 2005. Atypical antipsychotics in psyciatric practice: Practical implicartions for clinical monitoring. *Canadian Journal of Psychiatriy* 50 （9）: 555-62.

Rea, M.M., M.C. Tompson, D.J. Miklowitz, M.J. Goldstein, S. Hwang, and J. Mintz. 2003. Family-focused treatment versus individual treatment for bipolar disorder: Results of a randomized clinical trial. *Journal of Consulting and Clinical Psychology* 71 （3）: 482-92.

Reilly-Harrington, N.A., T. Deckersback, R. Knauz, Y. Wu, T. Tran, P. Eidelman, H.G. Lund, G. Sachs, and A.A. Nierenberg. 2007. Cognitive behavioral therapy for rapid-cycling bipolar disorder: A pilot study. *Journal of Psychatric Practice* 135: 291-97.

Schneck, C.D. 2006. Treatment of rapid-cycling bipolar disorder. *Journal of Clinical Psychiatry* 67（Suppl. 11）: 22-27.

Scott, J. 2003. Group psychoeducation reduces recurrence and hospital admission in people with bipolar disorder. *Evidence-Based Mental Health* 6: 115.

Scott, J. 2006. Psychotherapy for bipolar disorders: Efficacy and effectiveness. *Journal of Psycho-pharmacology* 20 （Suppl. 2）: 46-50.

Scott, J., and M.J. Gutierrez. 2004. The current status of psychological treatments in bipolar disorders: A systematic review of relapse prevention. *Bipolar Disorders* 6 （6）: 498-503.

Slentz, C.A., J.A. Houmard, and W.E. Kraus. 2007. MOdest exercise prevents the progressive disease associated with physical inactivity. *Exercise and Science Reviews* 35 （1）: 18-23.

Smith, M.T., M.I. Huang, and R. Manber. 2005. Cognitive behavior therapy for chronic insomnia occurring within the context of medical and paychiatric disorders. *Clinical Psychology Review* 25 （5）: 559-92.

Srinivasan, V., M. Smits, W. Spence, A.D. Lowe, L. Kayumov, S.R. Pandi-Perumal, B. Parry, and D.P. Cardinali. 2006. Melatonin in mood disorders. *World Journal of Biological Psychiatry* 7 （3）: 138-51.

Strakowski, S.M., M.P. Delbello, D.E. Fleck, C.M. Adler, R.M. Anthenelli, P.E. Keck, Jr., L.M. Arnold, and J. Amicone. 2007. Effects of co-occurring cannabis use disordes on the course of bipolar disorder after a first hospitalization for mania. *Archives of General Psychiatry* 64: 57-64.

Umlauf, M.G., and M. Shattell. 2005. The ecology of bipolar disorder: The importance of sleep. *Issues in Mental Health Nursing* 26 （7）: 699-720.

U.S. Department of Health and Human Services. 1999. Physical Activity and Health: A Report of the Surgeon General. Atlanta: U.S. Department of Health and Human Services. Accessed at www.cdc.gov/nccdphp/sgr/sgr.htm on January 8, 2008.

Wildes, J.E., M.D. Marcus, and A. Fagiolini. 2006. Obesity in patients with bipolar disorder: A biopsychosocial-behavioral model. *Journal of Clinical Psychiatry* 67 （6）: 904-15.

Williams, D.J., and W.B. Strean. 2006. Physical activity promotion in social work. *Social Work* 51 （2）: 180-84.

▌索引

▶ A-Z

CAGE 質問票	165
DSM-IV	029
DSM-5	029
LDL 値	158

▶ あ

アプリ ……………………………… 069
アルコール … 030, 037, 045, 047, 068, 071-
　　073, 089, 092, 094, 097, 101, 106, 124,
　　125, 131, 156, 157, 161-165, 168, 169
アルコール依存症………………… 165, 168
アルツハイマー病……………………… 125
アロマテラピー ……………………… 119
怒り ……………… 011, 027, 102, 113, 115
いのちの電話 ………………047, 171, 172
　　──のインターネット相談………… 047
違法ドラッグ ………………………… 045
イライラ感 … 027, 029, 030, 032, 037, 138
インターネット … 039, 041, 061, 093, 169,
　　171, 181, 188, 191
ウォーキング …… 114, 145, 146, 149, 151
うつ病…… 013, 027, 038, 046, 103, 189, 190
運動………016, 036, 044, 075, 081, 097, 098,
　　111, 114-116, 125, 136-157, 168
　　──習慣……… 015, 044, 091, 147, 148
　　──不足………………………… 089, 156
　　──プログラム……… 136-138, 140, 141,

144-148, 152, 155
栄養……… 081, 088, 115, 156-158, 167, 169
　亜鉛 …………………………………… 158
　アミノ酸…………………………… 156
　塩分 ……………………076, 158, 162
　オメガ 3 脂肪酸………044, 081, 115, 158,
　　159, 169
　脂肪 ……… 156, 158-160, 162, 167-169
　食物繊維…………………………… 156, 158
　炭水化物………………………… 092, 158
　タンパク質 ……… 131, 156, 158, 169
　トランス脂肪………………158, 162, 169
　ビタミン……………………………… 156
　ビタミン B …………………………… 158
　ビタミン C ……………………… 158, 167
　不飽和脂肪酸……………………… 159
　飽和脂肪酸 ……………………… 158, 169
　ミネラル………………………………… 156
エクササイズ …… 015, 029, 075, 076, 081,
　　150, 182, 183
エネルギー………… 011, 027, 030, 033, 035,
　　037, 053, 113, 114, 116-118, 137, 138,
　　156, 158, 168, 184
　　──の減少 ………………………… 032, 037
エピソード…… 027-029, 033-035, 044-047,
　　052, 056, 062, 065, 069, 077, 078, 087-
　　093, 100, 102, 103, 107, 116, 117, 122,
　　125, 126, 129, 132, 134, 135, 175, 177,
　　185
　うつ病── …… 031-035, 048, 049, 056,
　　058, 061, 089, 104, 120, 159

軽躁—— …………………030, 034, 124
混合性—— ………020, 033-035, 047, 049,
　　058, 085, 099
躁病—— ………029, 046, 049, 053, 056,
　　058, 061, 070, 085, 089, 104, 130, 171
落ち着きのなさ …………………030, 032, 037

▶か

家事 ……………033, 053, 077, 171, 183, 186
過剰な残業……………………………………102
家族療法 ……………………064, 066, 176
家族歴 ………038, 043, 051, 054, 055, 063
肩こり ………………………………………102
葛藤 ………………………………………066, 102
活動記録表……………………145, 147, 153
活動計画 …………………………151, 152
悲しみ ……………………………………027
過眠 ……………………………032, 037, 128
カレンダー …………069, 112, 142, 145
環境的な要因 …………………………044
感情的反応……………………………………113
肝臓と腎臓の障害…………………………077
既往歴 ……………………………………048
危機的状況………………………172, 185
危機のサポート ……………………185
危機のマネジメントプラン ………185
希死念慮 ………………………032, 037
季節性感情障害（SAD）………………096
季節の変化………044, 089, 096, 124
気分 …………013, 015, 016, 027, 029-031,
　　035-038, 045, 048, 053, 054, 057, 058,
　　065, 068, 069, 071, 074, 081, 087, 088,
　　092-097, 098-101, 107, 111, 112, 114-
　　117, 123, 125, 131, 136, 137, 139, 143,
　　144, 153-155, 156-164, 168, 169, 175

気分障害 ……013, 038, 048, 103, 125, 136,
　　137, 189
気分変調症……………………………………032
気持ちの安定 …………………………098
急性期 ……………………………056, 057
教育 ………………041, 052, 057, 059, 063
記録………014-016, 035, 036, 039, 043, 046-
　　049, 051, 052, 054, 055, 059, 063, 070-
　　073, 079, 080, 082, 087, 088, 091-101,
　　126-128, 133, 134, 142-145, 147, 153,
　　154, 159-162, 165
　　薬についての—— ………070, 072, 073, 079
　　週間睡眠—— …………127, 128, 133, 134
禁煙 …………………………………………081
筋肉痛 ……………………………………102
口の渇き …………………………071, 074-076
苦痛 ……………………………122, 175, 177
経済状態 ……………………………………102
軽躁（ヒポマニア）……………………029
携帯電話 …………………………069, 117, 118
月経 ………048, 072, 073, 089, 094, 097, 101
限界設定 …………………………113, 114
幻覚 ………………………033, 035, 038, 085
健康維持 …………………………016, 039, 182
健康問題 ……………………………………102
現病歴 ………………………038, 051, 054, 055
恋人 ………045, 052, 059, 177, 178, 180
高血圧 ……………102, 125, 149, 155, 161
甲状腺ホルモン ……………………058, 089
幸福感 ……………………………011, 027, 153
呼吸 ………………………114, 118, 131, 179
誤診 ………………………035, 038, 046, 055
コミュニティサイト ……………………191
コレステロール ………125, 158, 161, 162
コントロール ………011, 012, 029, 033, 046,
　　064, 066, 071, 087, 088, 098, 103, 107,
　　122, 130, 185

▶ さ

罪悪感 ……………………… 031, 037, 114
再燃 ………… 060-062, 064, 065, 074, 103
酒 ………… 038, 049, 053, 071, 111, 169
サプリメント ……… 058, 070, 072, 073, 080,
　　081, 089, 097, 101, 159
差別 ……………………………………… 173
サポート
　　――グループ ………014, 017, 039, 041,
　　042, 055, 056, 078, 171, 172, 181, 185
　　――システム ………………… 061, 170
　　――ネットワーク ……… 170, 172, 173,
　　178, 180-182, 184, 185
　　情緒的―― ……………………… 188
　　道具的―― ……………………… 188
思考 ……………………… 027, 098, 099
　　全か無かの―― ………………… 061
自己効力感 ……………………………… 088
仕事 ……………… 031, 033-035, 045,
　　046, 054, 077, 085, 089, 090, 092, 108-
　　111, 113, 116, 117, 122, 124, 132, 150,
　　162, 167, 171, 172, 178, 179
自殺 ………… 012, 013, 033, 039, 045-047,
　　077, 126
　　――企図 ……………………… 032, 037
　　――予防ホットライン ……… 045, 047,
　　171, 172
事前指示書 ……………… 180, 181, 186
自尊心 ………………………………… 088
集団療法 …………………… 065, 066
集中 ………030, 032, 033, 037, 052, 063, 104,
　　114, 115, 118, 137, 152
状況的な要因 ………………………… 044
上司 ………… 108, 170-172, 175, 178, 179
症状
　　うつの―― …… 031, 033, 034, 037, 043,
　　076, 137
　　軽症 ……………………… 029, 032
　　混合性の―― ……… 033, 036, 038, 095
　　重症 …………………… 029, 030, 032-035
　　――の引き金 ……… 015, 028, 029, 063,
　　087, 106, 170
　　――評価 ……………………… 054
　　躁の―― ……… 029, 037, 095, 177
　　中等症 ……………………… 029, 032
食事 ……… 015, 016, 033, 036, 044, 062,
　　075, 083, 089, 115, 133, 152, 157-164,
　　167-169, 177
　　油分の多い魚 ………………… 158
　　カフェイン ……………… 075, 089, 092,
　　124, 125, 129, 131, 156, 157, 160, 161,
　　163-166, 168, 169
　　果物 ……092, 112, 115, 158, 161, 162, 169
　　健康的なおやつ…………………… 167
　　コーヒー ……053, 071, 075, 076, 110, 111,
　　150, 157, 160-162, 164, 168
　　穀物 ……………………………… 158
　　砂糖 …………………… 157, 168
　　――日誌 ………………………159-162
　　水分 …… 075, 076, 127, 131, 157, 167
　　野菜 ……075, 092, 115, 158, 161, 162, 169
食欲…… 033, 065, 074, 075, 102, 107, 138,
　　158, 167
初診 …………………… 041, 054, 055
診察 …… 014, 036, 041, 051, 052, 054, 056,
　　071, 077, 079
人生の転機……………………… 102
心臓疾患………………… 155, 158
心臓病 ……………… 081, 102, 161
身体的反応 ………………… 113
診断 ………012, 013, 027, 029, 031, 033-036,
　　038-050, 051, 054, 055, 063, 068, 159
　　――マニュアル…………………… 029

心理教育 …… 044, 055, 059-062, 064, 065, 084, 086
　家族への—— ……………………… 061, 084
　集団—— ………………………………… 061
心理・社会的アプローチ …… 083, 086
心理療法 ……042, 044, 055-057, 061-063, 064-067, 078, 103, 121, 135, 170, 171
睡眠時間 …… 072, 073, 094, 097, 101, 102, 126-129
睡眠時無呼吸症候群 ……………… 125
睡眠障害 ………………………… 061, 102
睡眠不足 …… 028, 044, 089, 124-126, 134
頭痛 ………………………… 102, 104, 124
ストレス …… 028, 036, 044, 066, 089, 092, 094, 096, 102-122, 124, 134, 136, 150, 152, 162, 165, 172, 179, 188
　——減少計画 ………………… 110
　——低減法 ……………… 044, 081
　——の源 ………………………… 104
　——反応 …………………… 103, 104
ストレッサー ………… 104-107, 114, 116, 118, 122
頭脳労働 ………………………… 125
スマートフォン ……………… 069, 112
生化学的物質 ………………027, 028, 063
性機能障害 ……………………… 074, 076
性行動 …………………………… 030, 037
精神的健康 ……………………… 098
精神分析 ………………………… 065, 066
生物学的な要因 ………………… 044
性欲減退 ……………………… 076, 102
摂食障害 …………… 048, 049, 157, 159
絶望感 …… 027, 029, 031, 033, 037, 047
セルフヘルプ …………………… 059
躁うつ病 ………………………… 027
双極性障害……… 011-016, 027-036, 038, 046, 048-050, 051, 052, 055, 057-061,

063, 064-066, 068, 070, 077, 079, 083-086, 087-090, 094, 096, 098, 099, 102, 103, 106, 109, 115, 116, 122, 123, 124, 125, 132, 135, 136, 137, 156, 157, 159, 163, 167-169, 170, 172-175, 177, 179-181, 187, 188-190
　双極 I 型 ……………………………… 034
　双極 II 型 ……………………………… 034
ソーシャルサポート ……… 017, 103, 151, 182, 188, 192

▶た

退院 ……………………………………… 060
体重の減少・増加………032, 037, 074, 075, 094, 136
対人関係 ……031, 033, 034, 064-066, 102
対人関係・社会リズム療法（IPSRT）……… 061, 065
代替療法 …………………… 070, 080
体内時計（サーカディアンリズム）… 124
代理人 …………………082, 181, 186
脱水症状 ………………… 131, 157
タバコ …… 071, 089, 092, 106, 125, 131, 169
チャート …… 036-038, 070-073, 079, 093, 096-100, 105, 108, 110, 127, 139-143, 145-149, 151-153, 160-166
　週間気分・引き金—— …… 092, 097, 101, 107, 126, 128, 134, 142, 144, 153, 154
　症状追跡—— …… 036-038, 040
注意欠陥・多動性障害（ADHD）……… 038, 048
治療計画 …… 017, 042, 046, 049, 051, 055, 057, 063, 068, 087, 091, 100, 126, 159, 171, 176, 178, 180, 181

治療者
　カウンセラー ……………………170, 171, 178
　看護師 ………………………………084, 160, 170
　心理士 ……………………………………041, 051
　精神科医……………………………………036, 051
　ソーシャルワーカー ………039, 041, 051
治療法 ……… 012, 017, 027, 039, 052, 055, 057, 059, 061, 069, 126, 130
治療方針 …………………………………… 033, 051
手帳……………………………………………… 112
電子メールソフト………………………… 069
統合失調症 ………………………………… 035
当事者 ……… 013, 032, 033, 047, 059, 060, 062, 063, 065-067, 068, 084, 085, 088, 189
「逃走の日」…………………………………… 121
同僚………… 052, 054, 113, 178, 182, 186
トラウマ ……………………………… 028, 090

▶な

何もしない日 ……………………………… 120
何人も一島嶼にてはあらず ………… 174
日誌………… 054, 063, 088, 091, 095, 105, 112, 134, 144, 145, 153, 159-162
日照時間の変動 ………………………… 089
入院………… 012, 060-062, 074, 103, 123, 180, 181
認知行動療法（CBT）……… 042, 061, 062, 064, 065, 121, 122, 130
脳 ……… 027, 033, 047, 120, 123, 150, 155, 156-158, 169

▶は

パーキンソン病 ……………………………… 125
配偶者 ……… 045, 052, 053, 105, 180, 181
バインダー………… 015, 055, 060, 070, 091, 107, 127, 129, 132, 142, 143
吐き気 ……………………………………… 076
恥 ……………………………………… 122
パターン …… 029, 031, 050, 088, 092-094, 096, 098, 100, 126, 132, 135, 162, 164, 167, 169
発症……… 028, 034, 042, 043, 045, 046, 159
腹ただしさ ………………………………… 113
悲観 ……………………………031, 037, 061
引き金 …………… 015-017, 028, 029, 035, 038, 042, 044, 049, 063, 065, 072, 073, 077, 078, 087-094, 096-101, 102, 104, 106, 107, 126, 170
否認 ………………………………014, 030, 037
疲労感 ……………… 032, 037, 102, 160
頻尿 …………………………… 074, 075, 127
不安障害 …………………………… 048, 125
副作用 ……… 046, 053, 056, 058, 059, 068, 070, 071, 074, 076-082, 084, 085, 094, 127, 131, 136, 155, 157, 167
腹痛 …………………………………… 102
服薬 …… 014, 030, 046, 057, 058, 065, 070, 082, 093, 094, 135, 164, 170, 171, 185
　——アドヒアランス ……… 068, 084-086
　——プラン …………069, 071, 074, 076-078, 080
不眠 …………… 031-033, 037, 038, 123-130
不眠症 ……………… 124-126, 129, 130, 135
震え ………………………………… 076
偏見………011, 044, 062, 068, 172, 173, 179
弁護士 ………………………………179, 181, 186
便秘…………………………………… 075, 076

202 │ 双極性障害のための認知行動療法ポケットガイド

▶ま

マネジメント ……012, 015, 017, 035, 044, 052, 060, 061, 090-092, 098, 099, 114, 116, 126, 141, 162, 185

慢性疼痛 ……………………032, 037, 125

無気力感 ………………………031, 037

むずむず脚症候群……………………125

無力感 ………………031, 037, 047, 088

瞑想 ………………118, 130, 131, 133

メンタルヘルス … 036, 040, 051, 062, 068

妄想 ………………033, 035, 038, 085

燃え上がり現象 ………………………046

燃え上がり効果 ………………………056

目標…… 016, 055, 060, 079, 088, 099, 107-112, 129, 132, 133, 137, 144, 150, 151, 152, 153

▶や

薬物…… 030, 036, 037, 044, 045, 049, 065, 089, 090, 092, 094, 097, 101, 171

  風邪薬 …………………………089, 125

  気分安定剤 …………………057, 077

  経口避妊薬 …………………………125

  抗うつ剤 …………………………046, 058

  抗精神病薬 ………………058, 130, 137

抗不安薬…………………………058, 089

食欲抑制剤 …………………………125

睡眠薬 …………030, 037, 058, 129, 130, 134, 135

精神安定剤 …………………………125

ベンゾジアゼピン系の薬 ……058, 130

薬物依存 ………………038, 048, 165

薬物療法 …… 042, 044, 052, 055-058, 060, 061, 063, 064, 068-070, 072, 073, 075, 080, 083, 085, 086, 103, 130, 131

ヨガ ………………………114, 138, 182

欲求不満 …………………………033, 115

予防………028, 050, 065-067, 084, 087, 091, 121, 122, 125, 126, 134

▶ら

ラピッドサイクラー・タイプ（急速交代型）
………………………………034, 048

リラクセーション …………111, 130, 131, 134, 179

  観葉植物…………………………119

  金魚鉢 …………………………120

リラックス… 053, 054, 105, 107-109, 114, 119, 120, 131, 133, 134, 152, 160, 179

ルーズリーフ ……015, 107, 108, 110, 139, 162, 186

著者略歴

Ruth C. White
（ルース・C・ホワイト）

南カリフォルニア大学ソーシャルワーク学部臨床准教授。社会福祉学の修士号をマギル大学，公衆衛生学の博士号・修士号をカリフォルニア大学バークレー校より受けている。カナダ，アメリカ，イギリスの様々な施設でソーシャルワーカーとして働いた実績を持ち，大学院生・学部生に対して 15 年にわたってソーシャルワークの指導を行っている。
ブログは www.bipolar-101.blogspot.com，個人サイトは www.ruthcwhite.com を参照。

John D. Preston
（ジョン・D・プレストン）

アライアント国際大学名誉教授。カリフォルニア大学デービス校医学部でも教鞭をとった心理学者であり，神経心理学やカウンセリングが専門。精神衛生協会会長賞を受賞している。著書は多数に及び，翻訳版は 14 カ国語を数える。日本には『あの人が躁うつになったら──双極性障害の伴侶とともに』（オープンナレッジ［2006］），『心の痛みのセルフコントロール』（創元社［1996］），『うつを克服する』（創元社［1997］）などが紹介されている。

● 訳者一覧〔50 音順〕

安達友紀 [コラム 2]
大阪大学大学院医学系研究科疼痛医学寄附講座／滋賀医科大学医学部附属病院ペインクリニック科

大前玲子 [第 3 章]
大阪大学大学院人間科学研究科・全学教育推進機構・工学部

岡田紫甫 [第 8 章]
大阪大学大学院大阪大学・金沢大学・浜松医科大学・千葉大学・福井大学連合小児発達学研究科子どものこころの分子統御機構研究センター

片岡 泉 [第 9 章前半]
京都博愛会病院

川口ことみ [第 2 章前半・第 6 章]
富山県心の健康センター

栗本淳子 [コラム 3]
家庭裁判所調査官

佐々木恵太郎 [コラム 3]
大阪大学大学院人間科学研究科

佐々木淳 [監訳者まえがき・第 1 章・コラム 3]
大阪大学大学院人間科学研究科

竹田 剛 [コラム 1]
神戸学院大学人文学部

橋本真希 [第 9 章後半]
大阪大学大学院人間科学研究科

福永泰士 [第 2 章後半・第 4 章]
電機メーカー人事担当

松田怜子 [第 5 章前半]
家庭裁判所調査官

松本 恵 [コラム 3]
大阪大学大学院医学系研究科精神医学教室

真鍋晶江 [第 5 章後半]
家庭裁判所調査官

和田奈緒子 [第 7 章]
児童養護施設／大学学生相談室　臨床心理士

監訳者略歴

佐々木淳
(ささき・じゅん)

2000 年，京都大学文学部心理学専修卒業。2005 年，東京大学大学院総合文化研究科博士課程修了。日本学術振興会特別研究員，McGill 大学精神科 Social and Transcultural Psychiatry 講座客員研究員などを経て，現在，大阪大学大学院人間科学研究科准教授。

主著——『叢書 実証にもとづく臨床心理学——臨床認知心理学』（共著｜東京大学出版会［2008]），『医療心理学を学ぶ人のために』（共著｜世界思想社［2009]），『大学生における自我漏洩感の心理学的研究——認知行動療法の視点から』（単著｜風間書房［2011]），『認知心理学ハンドブック』（共著｜有斐閣［2013]），『対人的かかわりからみた心の健康』（共著｜北樹出版［2015]），『臨床心理学（New Liberal Arts Selection）』（共著｜有斐閣［2015]）ほか多数。

訳書——『認知行動療法 100 のポイント』（共訳｜金剛出版［2010]），『統合失調症を理解し支援するための認知行動療法』（共訳｜金剛出版［2011]）ほか多数。

Challenge the CBT

双極性障害のための認知行動療法ポケットガイド

印　刷	2016 年 4 月 20 日
発　行	2016 年 4 月 30 日
著　者	ルース・C・ホワイト＋ジョン・D・プレストン
監訳者	佐々木淳
発行者	立石正信
発行所	株式会社 金剛出版（〒 112-0005 東京都文京区水道 1-5-16）
	電話 03-3815-6661　振替 00120-6-34848
装　幀	永松大剛（BUFFALO.GYM）
印刷・製本	三報社印刷

ISBN978-4-7724-1480-7　C3011　©2016　PRINTED IN JAPAN

認知行動療法を身につける

グループとセルフヘルプのための CBT トレーニングブック

［監修］＝伊藤絵美　石垣琢麿　［著］＝大島郁葉　安元万佑子

●B5判　●並製　●208頁　●本体 **2,800**円＋税
● ISBN978-4-7724-1205-6 C3011

CBT の誤解を払拭して
ストレスマネジメントとセルフヘルプという CBT の真実を提案する。
クライエント個々のニーズに応じた
オーダーメイド式 CBT。

認知行動療法を提供する

クライアントとともに歩む実践家のためのガイドブック

［監修］＝伊藤絵美　石垣琢麿　［著］＝大島郁葉ほか

●B5判　●並製　●250頁　●本体 **3,200**円＋税
● ISBN978-4-7724-1440-1 C3011

ワークブック『認知行動療法を身につける』を活用して
うつ・ストレス・不安に悩むクライエント対応に自信をつける。
CBT をもっと上手に実践するための
トレーナー必携マニュアル！

あなたの自己回復力を育てる

認知行動療法とレジリエンス

［著］＝マイケル・ニーナン　［監訳］＝石垣琢麿　［訳］＝柳沢圭子

●A5判　●並製　●272頁　●本体 **3,400**円＋税
● ISBN978-4-7724-1418-0 C3011

トラウマやトラブルに負けない「心の回復力」にテーマを絞り
シチュエーションごとの実例を挙げて解説。
ユーモア，好奇心，適応力，感情コントロール，問題解決スキルなど
心の回復力を日常に活かす「折れない心の心理学」！